做著做著就變瘦&改善身體

躺著練出平坦小腹！

髖關節伸展操

Naoko

楓書坊

prologue

將煥然一新！

各位讀者好，我是骨盆矯正私人教練&整體師，Naoko。

至今為止，我已協助超過1萬2千人解決各種身體方面的問題。在指導的過程中，我發現髖關節僵硬會讓動作不平衡，造成全身出現各種問題。

僵硬的髖關節可謂「百病之源」。感覺身體歪一邊、雙腿又粗又壯、膝蓋痛、腰痛、腹部脂肪囤積、脖子往前伸……這些跟身體線條有關的煩惱或身體不舒服的情況，說到底幾乎都是起因於髖關節動作的不平衡。

自從發現這件事情之後，我便開始將矯正的重點放在髖關節。只要有意識地活動髖關節，身體就會舒服許多，即使是簡單的動作也能有所成效。許多學員在接受指導以後都實際感受到伸展髖關節的效果，多數人的回響都是「覺得身體不一樣了」。

我從實際指導學員的髖關節伸展方法當中挑選出「躺著做的伸展方法」，並且整理成這一本書。一開始也是因為有學員希望學習「睡前簡單做的伸

髖關節
得到伸展，身體

展方法」，為了滿足他們的願望，我便設計出躺著也能放鬆髖關節的伸展方法。

因為是躺著就能做的動作，就算是腰痛或膝蓋痛的人也沒問題。而且，我把一些不容易站著做的伸展動作改成躺著做以後，就可以減少身體不必要的用力，各位也會更瞭解怎麼做這些動作，想必就能讓更多人學會放鬆髖關節。就從今天開始，請各位都來放鬆髖關節吧！

——骨盆矯正私人教練 Naoko

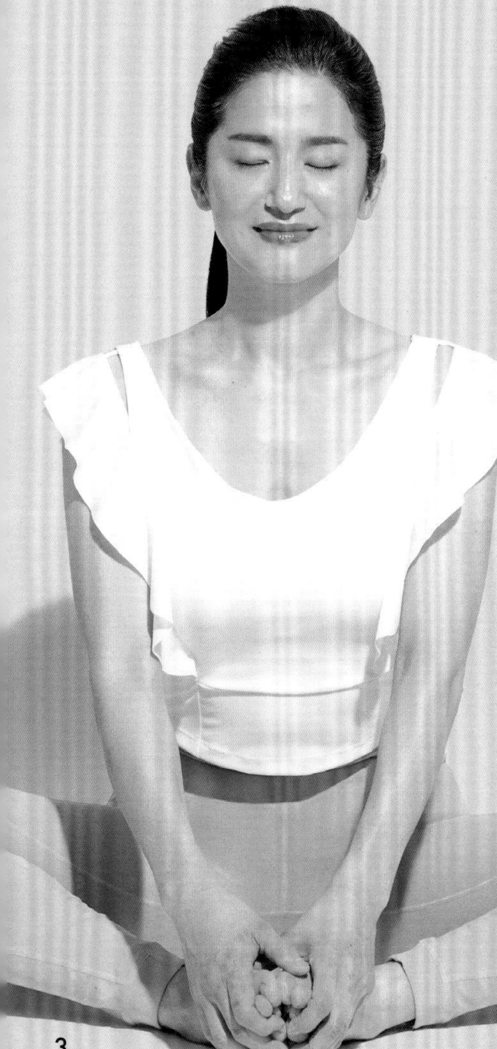

髖關節
伸展操
01

→ p.40

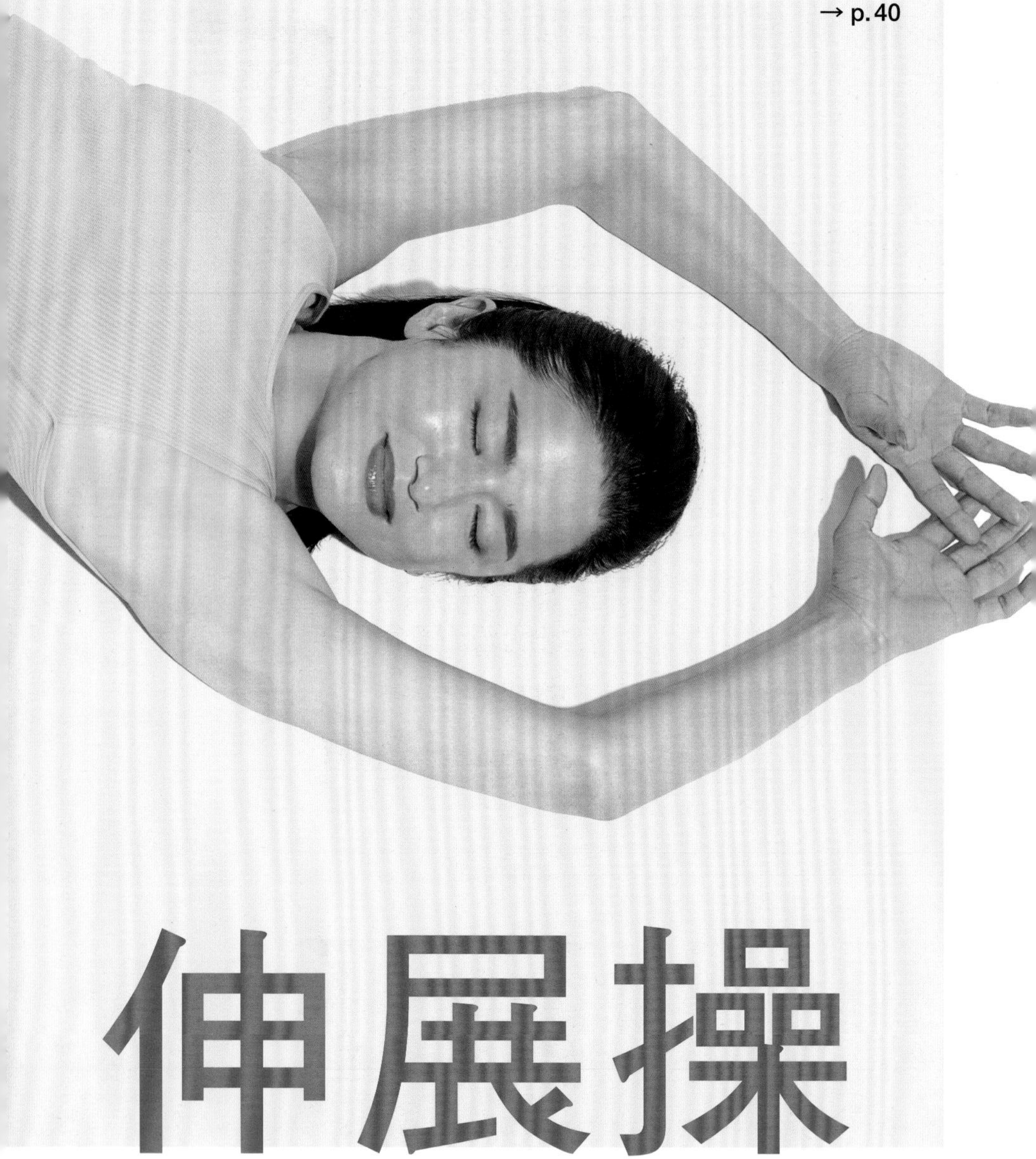

伸展操

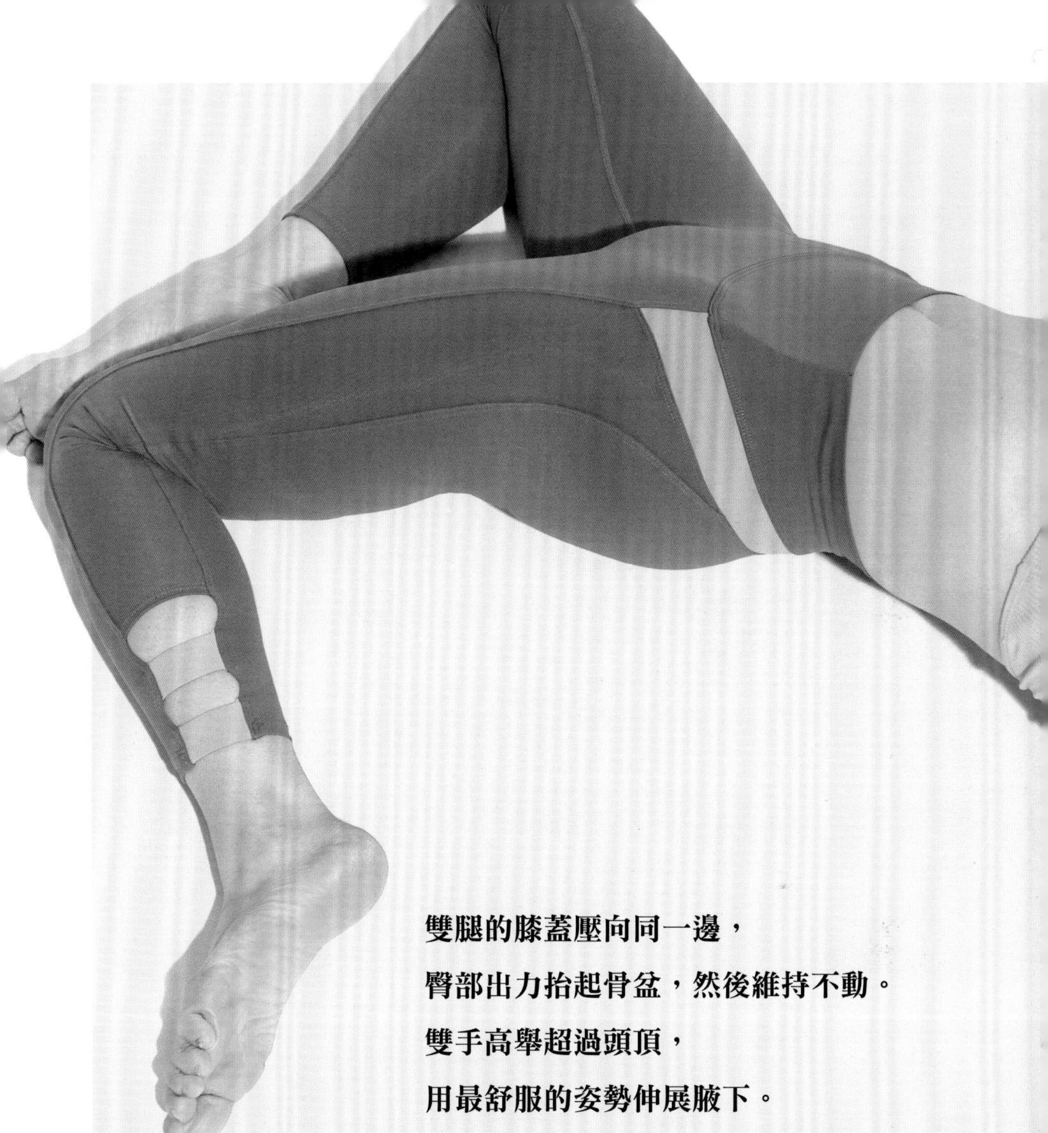

雙腿的膝蓋壓向同一邊，
臀部出力抬起骨盆，然後維持不動。
雙手高舉超過頭頂，
用最舒服的姿勢伸展腋下。

屈腿壓膝

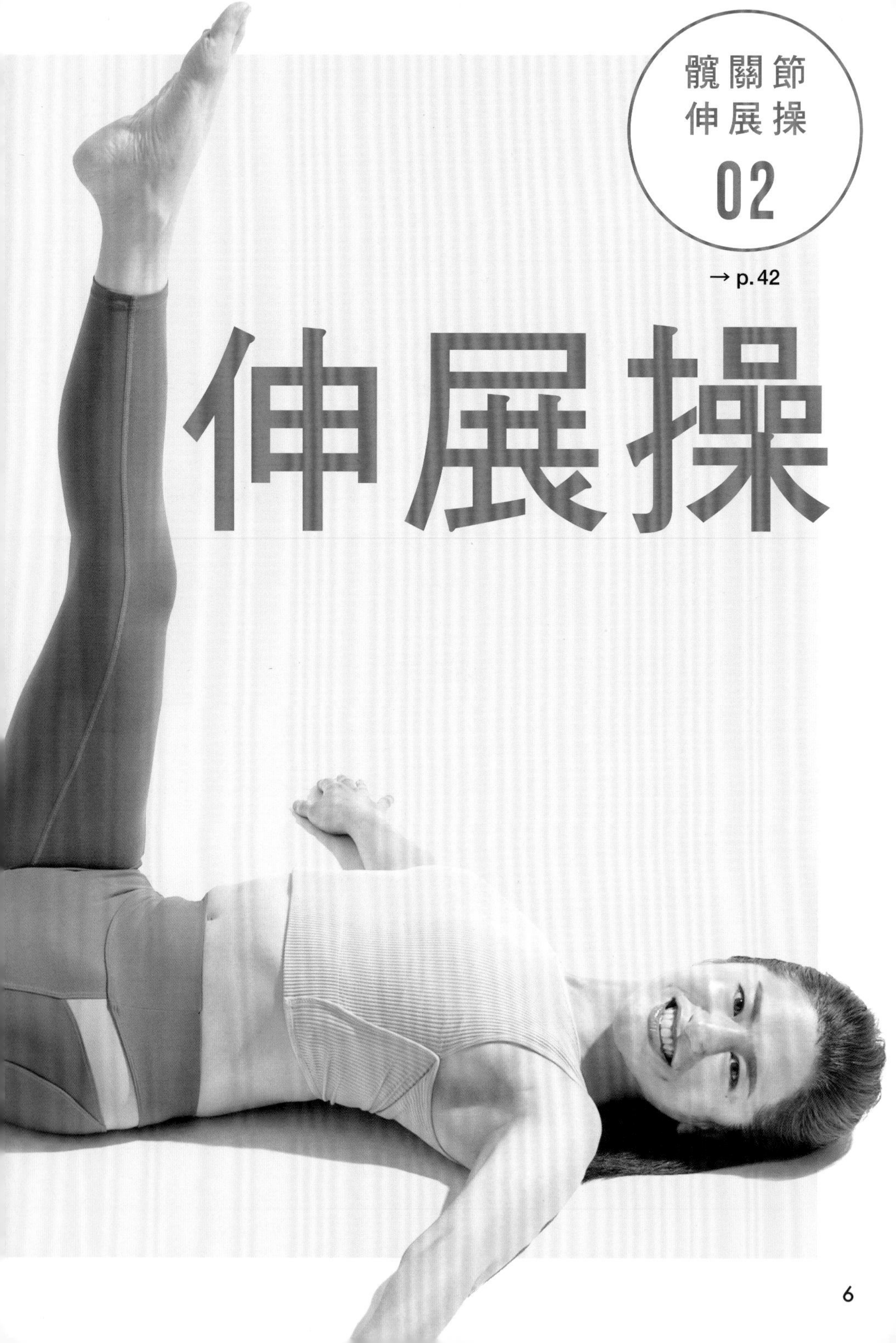

髖關節
伸展操
02

→ p.42

伸展操

單腳繞圈

以腳尖畫橢圓的方式帶動腿部在空中繞3圈。

絕對不可以移動骨盆。

繞圈時要從髖關節的部分開始，

這一點非常重要。

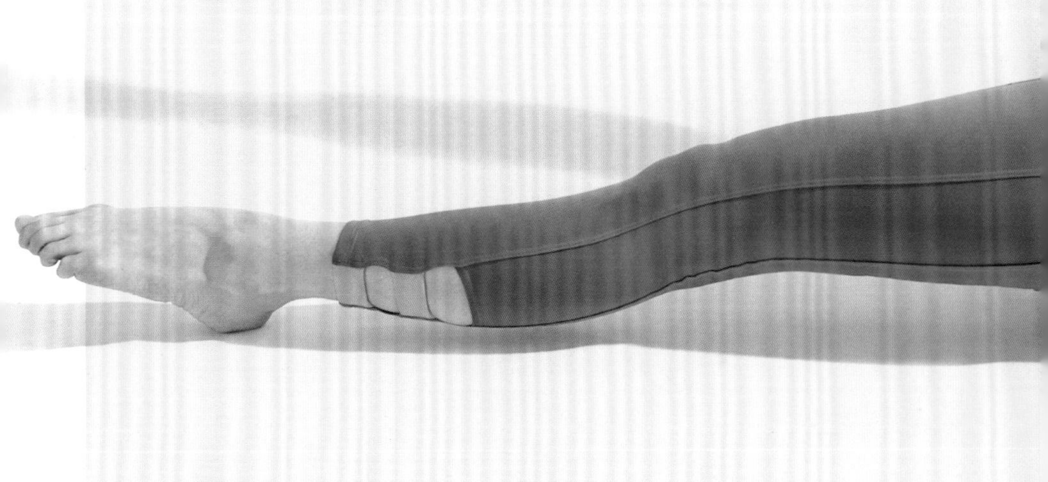

髖關節
伸展操
03

→ p.44

伸展操

像青蛙一樣把腳後跟併攏，
並將兩邊膝蓋打開。
臀部抬起以後，
還要再往上抬10下！

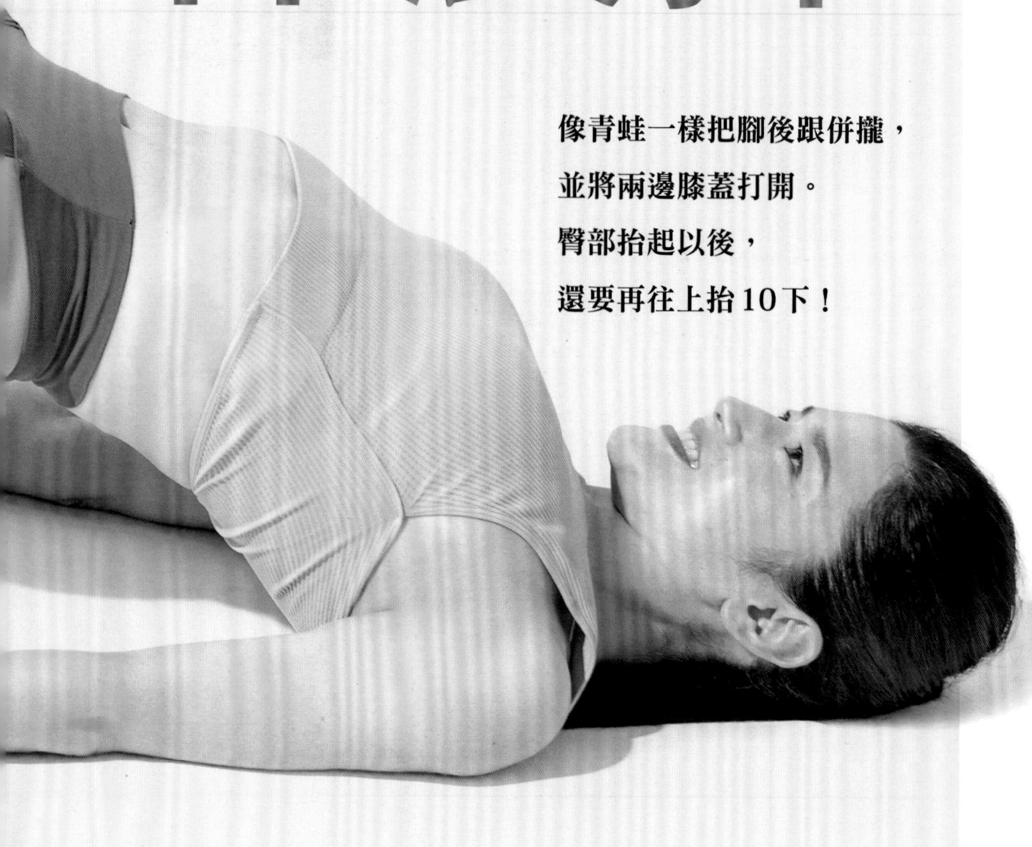

蛙腿臀橋

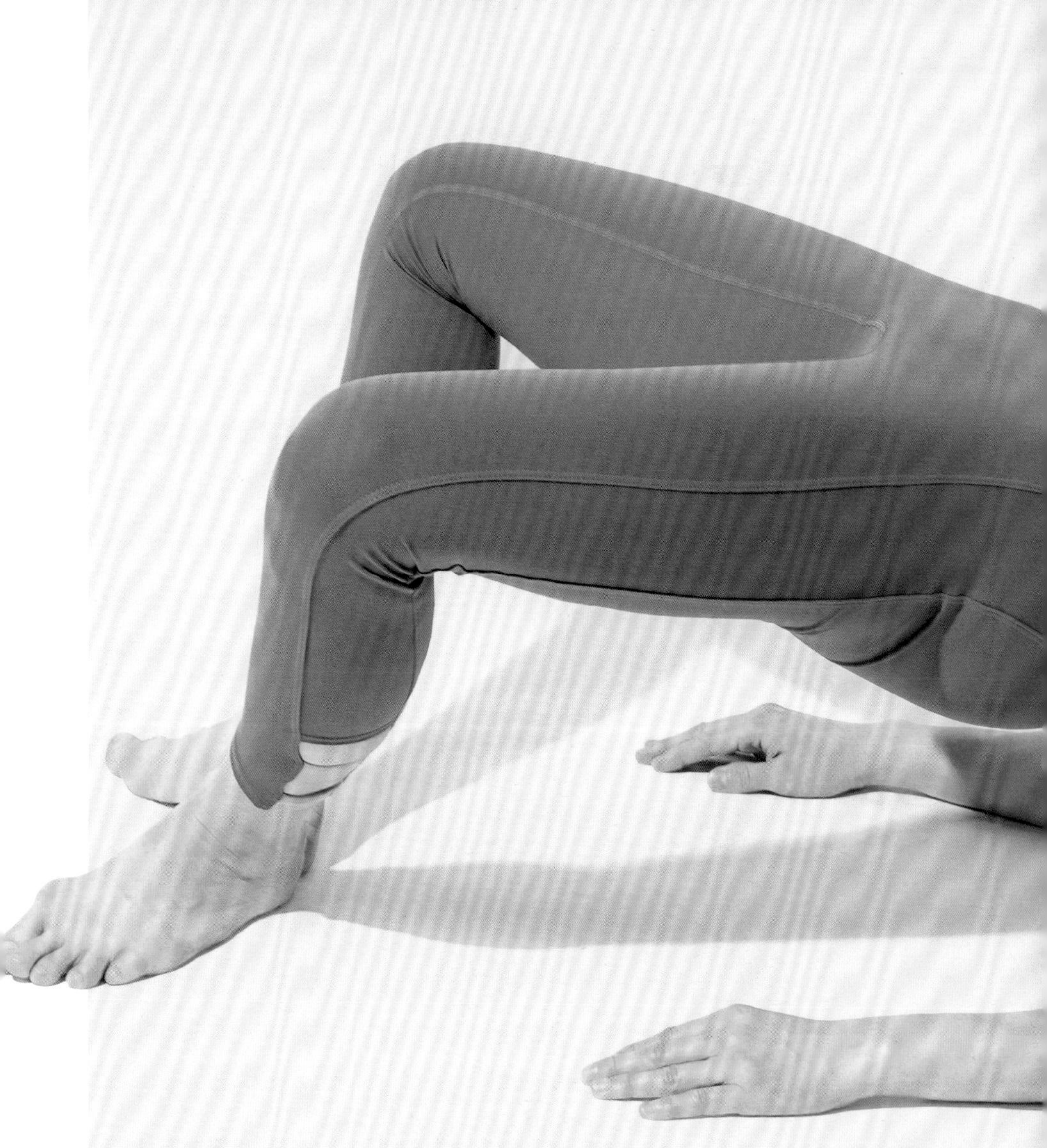

喚醒臀部深層肌肉，
肌肉
鍛鍊的效果
更顯著

小腹不下垂，
實現平坦小腹
&小蠻腰♥

提高身體代謝，
身體的線條
更緊實

髖關節放鬆了，
改善大腿粗壯、
下垂、O型腿

減肥瘦身及
改善身體不適
都沒問題！

控制好髖關節，

拉開緊繃的
髖關節，
身心
都輕鬆了

跟頑固的
肩頸痠疼、
腰痛說再見

用伸展操的力量
矯正
歪斜的骨盆

喚醒懶散的肌肉，
打造不易
疲累的身體

2 序言

髖關節伸展操

4 01 屈腿壓膝伸展操
6 02 單腳繞圈伸展操
8 03 蛙腿臀橋伸展操

10 控制好髖關節，減肥瘦身及改善身體不適都沒問題！

做髖關節伸展操竟然有如此驚人的變化！

16 FILE 01 實現夢想中的平坦小腹
18 FILE 02 擺脫寬又胖的身材！
20 FILE 03 告別脂肪與身體歪斜！
22 FILE 04 改善身體歪斜，打造端正體態
23 FILE 05 圓身變扁身，瘦出平坦小腹&小蠻腰！

CONTENTS

CHAPTER 01

伸展髖關節是一切的根本

讓髖關節放鬆就能成功瘦身

CHECK髖關節的活動是否正常！

26 CHECK 01

28 CHECK 02

29 CHECK 03

30 髖關節與大部分的日常動作息息相關

32 髖關節有6種關節動作

34 放鬆僵硬髖關節，身體歪斜、小腹突出都能解決

36 一旦髖關節僵硬，上半身、下半身都會歪斜！

CHAPTER 02

躺著做就能瘦

基本的髖關節伸展操

髖關節伸展操

40 01 屈腿壓膝伸展操

42 02 單腳繞圈伸展操

44 03 蛙腿臀橋伸展操

46 做完3組基本的伸展動作後……
用「4」字拉筋操提升髖關節伸展操的效果！

48 髖關節是打造苗條身材的關鍵！

50 髖關節給予全身支持，身心都能煥然一新！

CHAPTER 03

外表更顯年輕

讓身線緊實的髖關節伸展操

54　瘦小腹 01　小腹

56　瘦小腹 02　游泳圈

58　瘦小腹 03　腰間贅肉

60　提臀 01

62　提臀 02

64　瘦腿 01

66　瘦腿 02

68　瘦背 01

70　瘦背 02

72　瘦手臂 01

74　瘦手臂 02

76　瘦臉、消除雙下巴＆頸紋 01

78　瘦臉、消除雙下巴＆頸紋 02

80　不同性格的堅持祕訣

CHAPTER 04

家裡就是整體院

改善不適的髖關節伸展操

86 改善腰痛

88 改善肩頸痠疼

90 改善膝痛

92 改善O型腿

94 改善骨盆歪斜

96 消除水腫

98 改善冷底體質

100 改善及預防漏尿

102 改善睡眠品質

104 改善疲勞體質

106 穩定情緒

108 結語

※影片分享網站有時會因為網站等狀況，未預先告知就變更或移除影片；影片如為外文，恕無法提供翻譯。如有造成不便，還請見諒。

恢復懷孕前的身材，讓我充滿自信！

我之前一直有兩個困擾，一個是學生時代因運動傷害導致左腳踝留下舊傷，另一個則是生完4個小孩以後走樣的身材。尤其是腳踝的舊傷，痛起來真的很不舒服。我不只請了私人教練指導，也持續在骨科、整體院、針灸院做治療，但是根本沒有好轉，我很擔心要是不把舊傷治好的話，會不會以後就沒辦法走路了？

就在那時，我找到了Naoko老師的美體鍛鍊沙龍，決定去試試看。我持續做Naoko老師的髖關節伸展操，半年後就看得出姿勢與身材都有所不同，而且腳踝也恢復到可以正常生活的狀態。

我現在可以很安心地過日子，因為我已經懂得如何確認身體是否歪斜，也瞭解身體歪斜的原因所在，更知道怎麼去改善這些問題。而且，瘦身成功的我更有自信，終於能夠享受打扮的樂趣。

雖然身體機能隨著年紀衰退，我還是會繼續做Naoko老師的髖關節伸展操，讓身體維持在現在最好的狀態。

此驚人的變化！

FILE:01

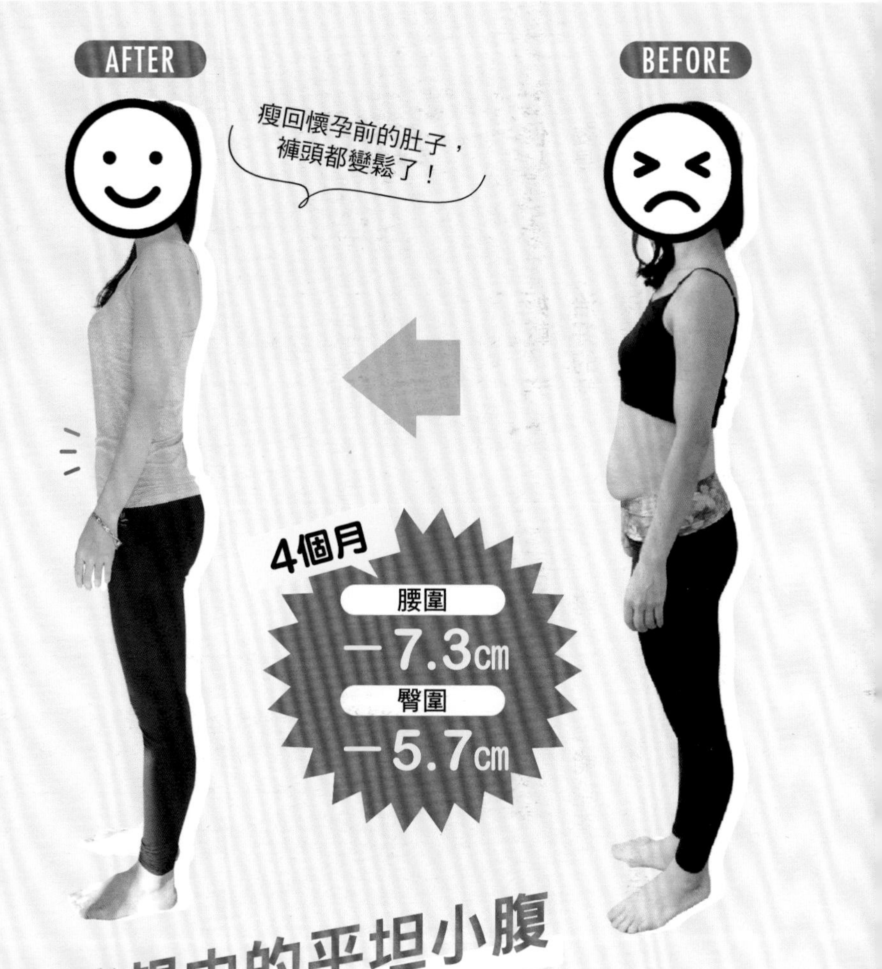
AFTER
BEFORE
瘦回懷孕前的肚子，
褲頭都變鬆了！
4個月
腰圍
－7.3cm
臀圍
－5.7cm

實現夢想中的平坦小腹

F・B小姐

做髖關節伸展操 竟然有如

FILE:02

困擾許多年的肥胖下半身終於變苗條！

新冠疫情改變了我的工作型態，我的體重也因此達到人生巔峰。衣櫃裡的衣服都變小件，勉強穿上這些衣服的束縛感及屢創新高的體重，都讓我感到自我厭惡。於是，我來到Naoko老師的沙龍。我知道自己的髖關節從很早之前就有僵硬的傾向，卻不曉得原來全身肌肉都已非常僵硬。所以當我剛開始做Naoko老師的髖關節伸展操時，真的覺得自己痛到快要升天。

做了2個月的髖關節伸展操後，我的身體開始出現變化。不只大腿變細、屁股不再下垂，困擾多年的下半身肥胖問題也消失了。現在，體重巔峰時期的衣服跟褲子對我來說都已經太大件。

我在健身房已經做好幾年的訓練，卻幾乎沒有任何變化，沒想到Naoko老師的髖關節伸展操竟然能在短時間內改變我的身材，讓我信心大增。我最近已經相當習慣做髖關節伸展操，原本緊繃僵硬的部分也幾乎都放鬆下來了。身體當然還是有些僵硬的部分，但對現在的我來說，做訓練真的是件開心的事情。或許是身材變好了，我也變得比較積極、樂觀一點。我會繼續做髖關節伸展操，讓缺乏活動的肌肉動起來，希望自己就算年紀增加，也依舊保持年輕的外表。

擺脫寬又胖的身材！

A・K小姐

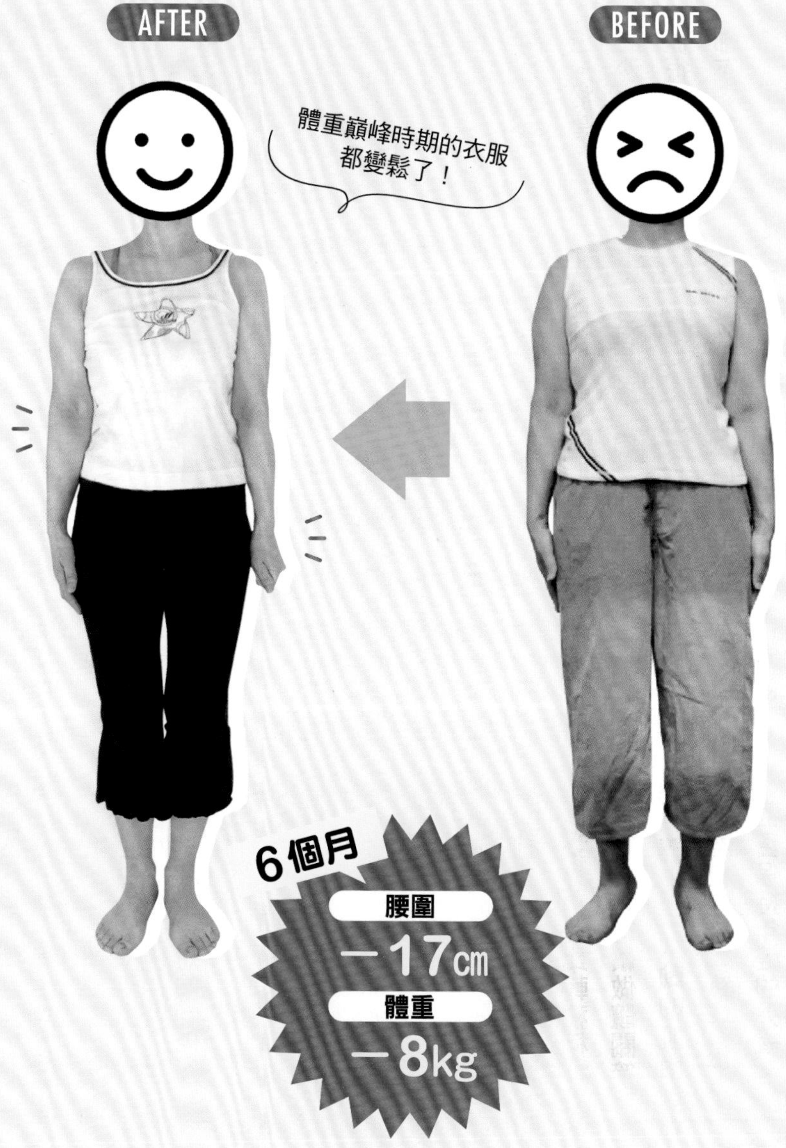

FILE:03

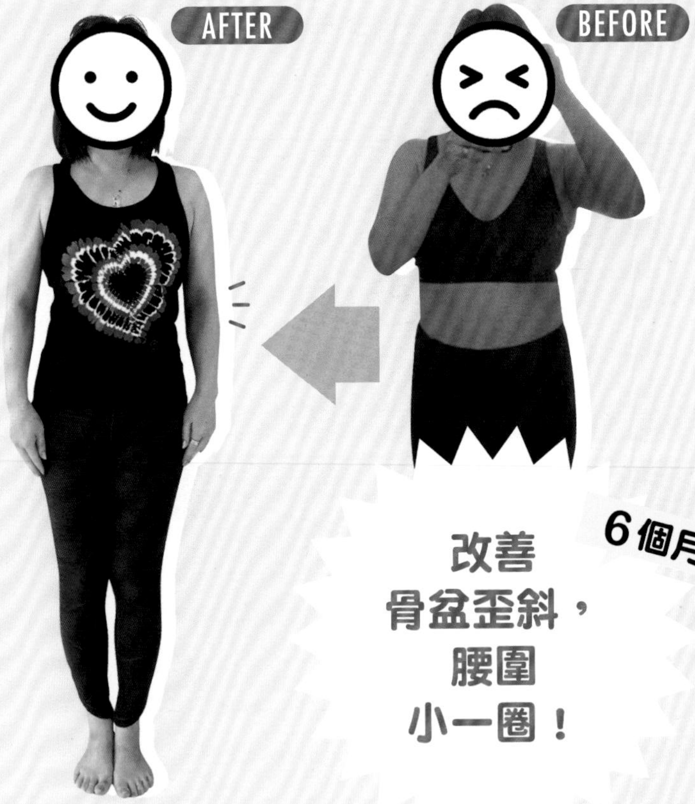

6個月

改善骨盆歪斜，腰圍小一圈！

擺脫坐骨神經痛，告別整體院！

我長期受嚴重的坐骨神經痛所苦，於是報名了Naoko老師的體驗課程。我堅持做Naoko老師教我們的髖關節伸展操後，竟大幅改善了坐骨神經痛。不只如此，還經常有人說我變很瘦，從側面看起來很苗條，我聽了真的好開心。現在我除了會去健身房，覺得身體比較疲累或某些部位沒有力氣的時候，就會做髖關節伸展操加強。如今，我終於可以告別多年以來前往整體院報到的日子了。

告別脂肪與身體歪斜！

T・T小姐

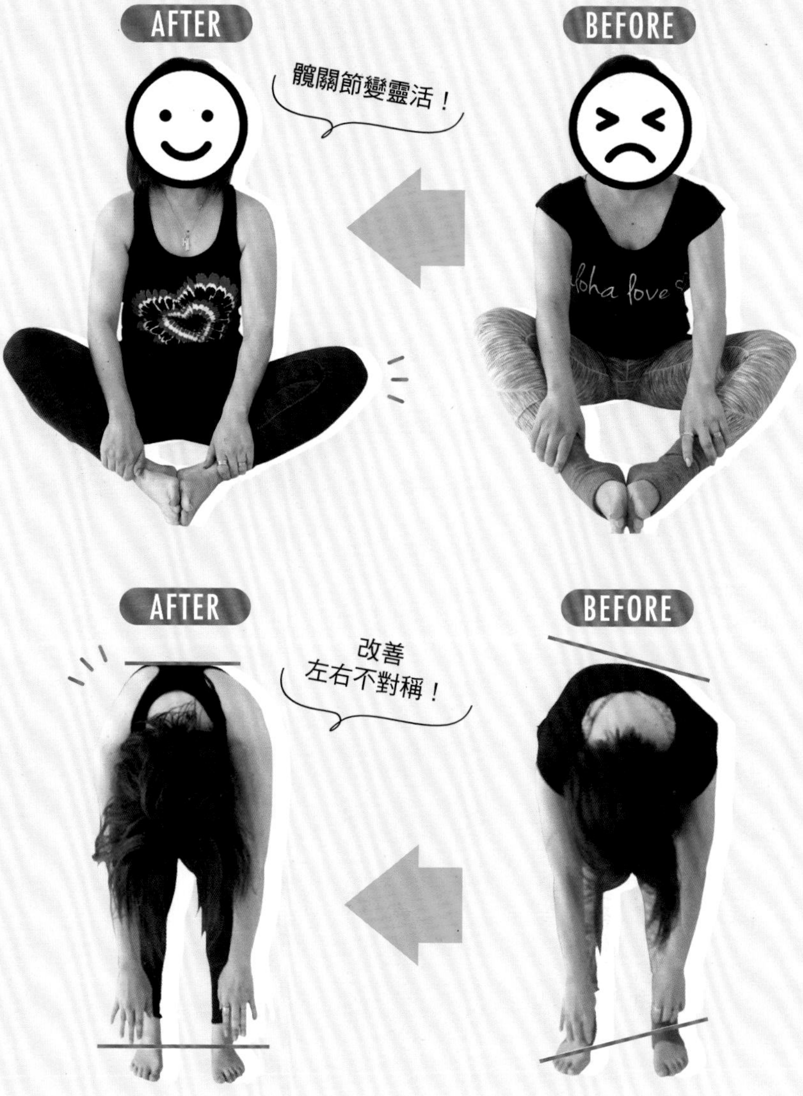

FILE:04

T・K小姐

6個月

腰圍
－10cm
臀圍
－9cm

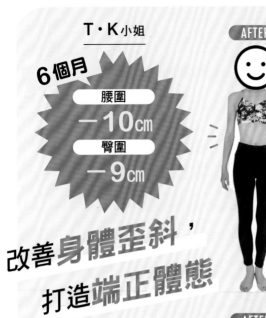

改善身體歪斜，打造端正體態

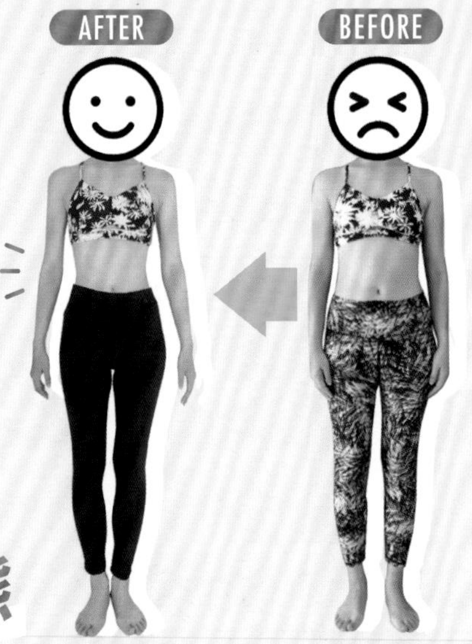

同時改善脊椎歪斜，
站姿前彎時
終於碰得到地板

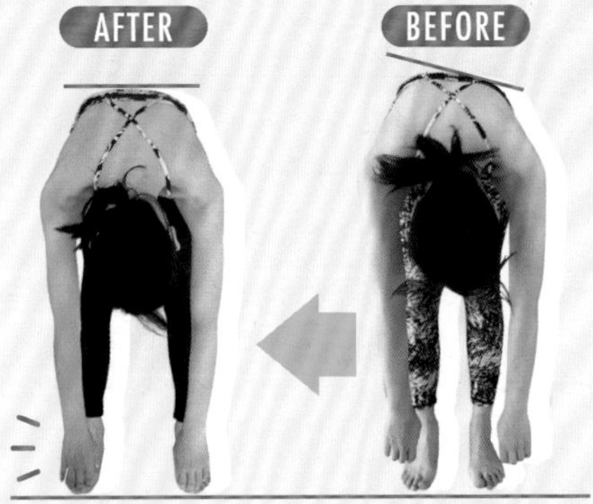

解決腰痛跟背部緊繃，體重也不再上升！

持續做Naoko老師教的髖關節伸展操後，2年以來不曾動搖的體重竟然在10個月內從64kg降到53kg。髖關節伸展操不像那些激烈運動會讓人氣喘吁吁，卻能徹底伸展身軀，令人感覺通體舒暢。我的腰痛及背部緊繃的問題都有所改善，也確實覺得骨盆的左右歪斜程度減少了。最重要的是以後只要自己察覺體重增加或身體不適時，我就可以及早自行應對，維持目前的身材。

FILE:05

M・S小姐

4個月

腰圍 －5㎝

體脂肪 －3.5%

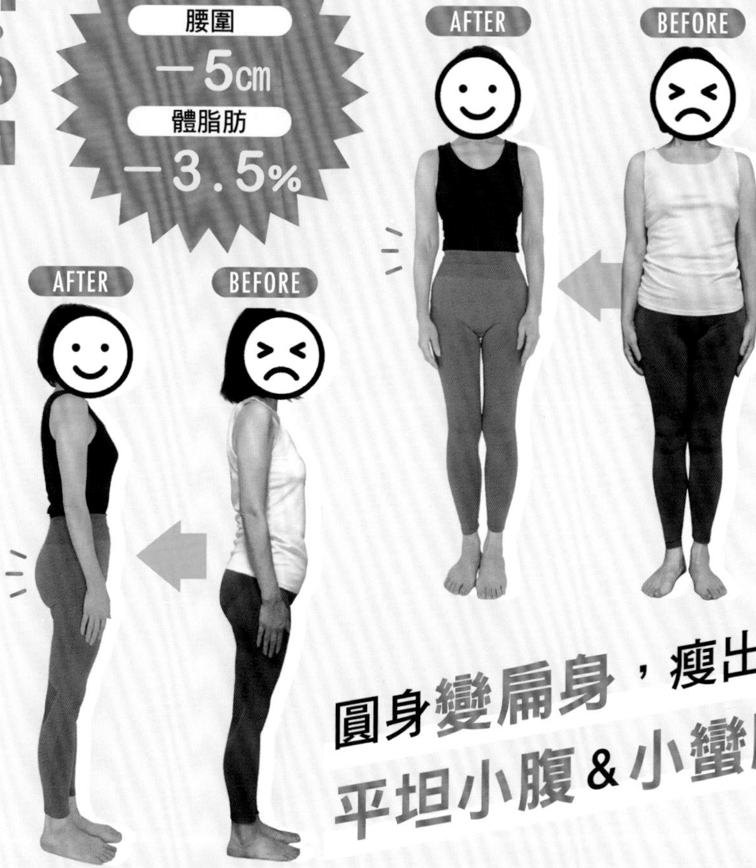

圓身變扁身，瘦出平坦小腹&小蠻腰！

3天擺脫膝蓋痛，身材變化超驚人！

我之前在電視上看到Naoko老師教大家做訓練，所以也跟著做2、3天，沒想到就此擺脫了一直困擾我的膝痛問題。後來，我報名Naoko老師的私人指導課程，不只屁股不再下垂，腰跟大腿也變細了，身材變化讓我超級驚訝。於是我每天持續做髖關節伸展操，改善肩頸痠疼、腰痛。我終於瞭解身體的構造，也明白為什麼身體會不舒服。現在的我每天都過得很開心。

CHAPTER 01

你關心過自己的髖關節狀態嗎？
在正式進入髖關節伸展操之前，
必須先check自己的髖關節狀態。
一起來看看髖關節的功能，以及髖關節與全身的關聯吧！

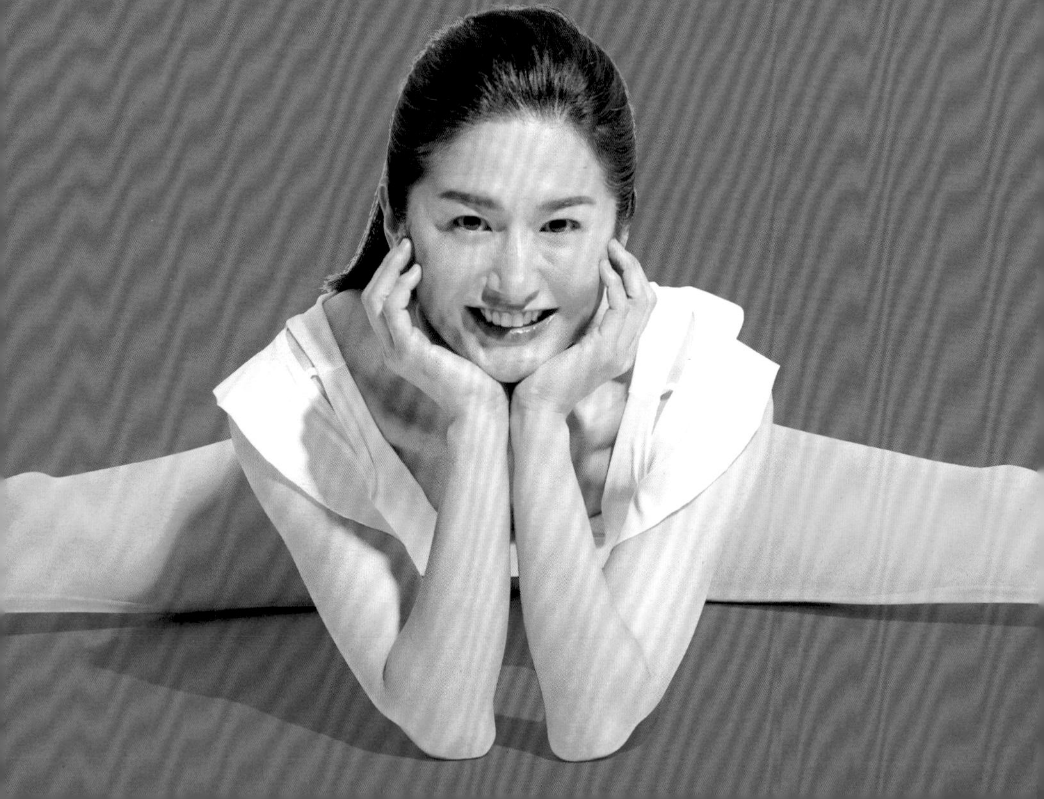

伸展髖關節
是一切的根本

讓髖關節放鬆就能成功瘦身

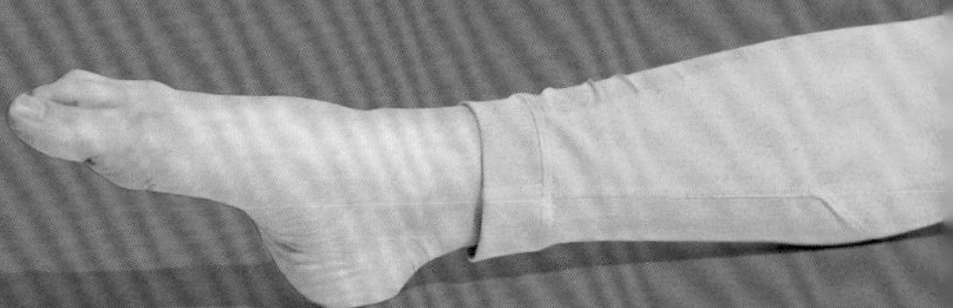

\ CHECK /

髖關節的活動是否正常！

先來確認髖關節的狀態吧！
只要有1個NG，就代表髖關節正處於緊繃狀態。
這也許就是瘦不下來、容易變胖以及身體不適的原因所在。

CHECK 01

兩腳的腳底互貼，此時膝蓋離地多少呢？

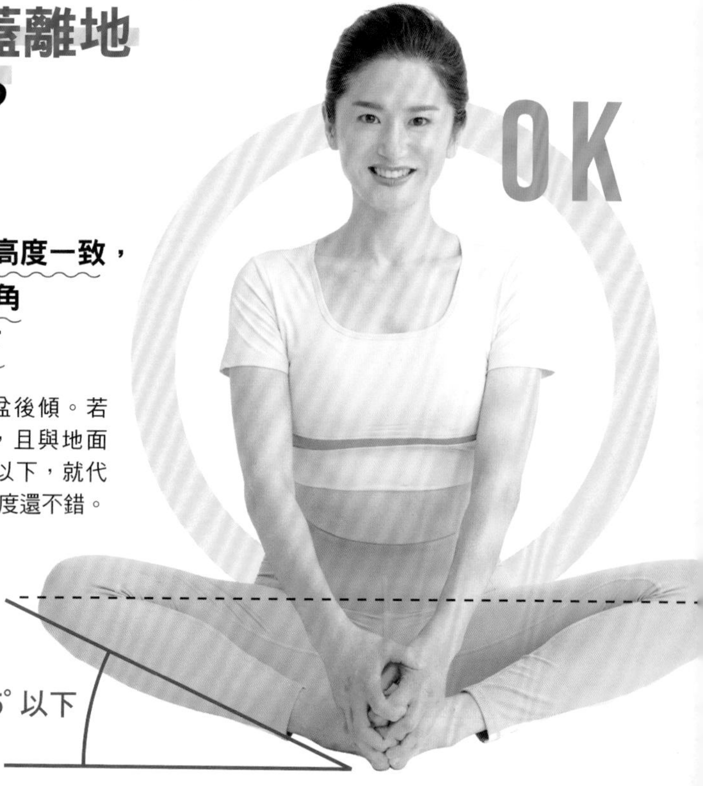

☑ **兩邊膝蓋的高度一致，與地面的夾角在45度以下**

請勿彎腰、骨盆後傾。若兩邊膝蓋等高，且與地面夾角都在45度以下，就代表髖關節的柔軟度還不錯。

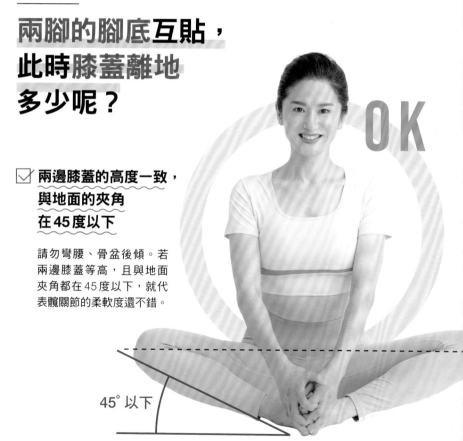

NG

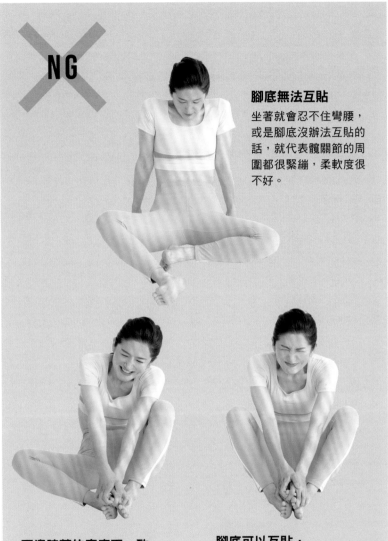

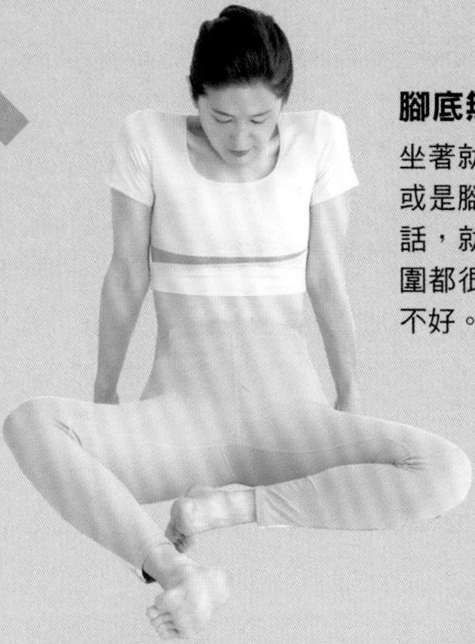

腳底無法互貼

坐著就會忍不住彎腰，或是腳底沒辦法互貼的話，就代表髖關節的周圍都很緊繃，柔軟度很不好。

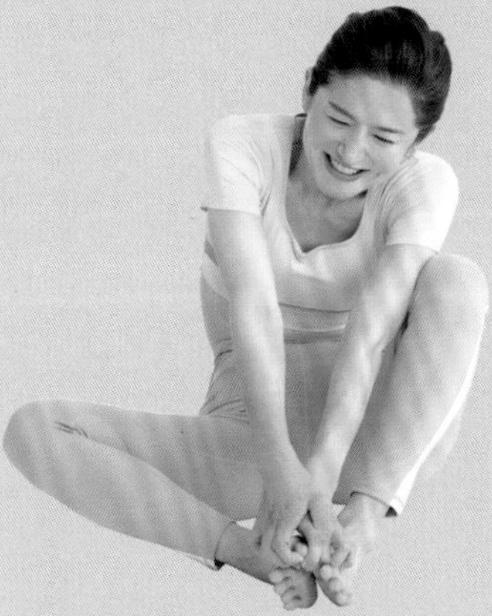

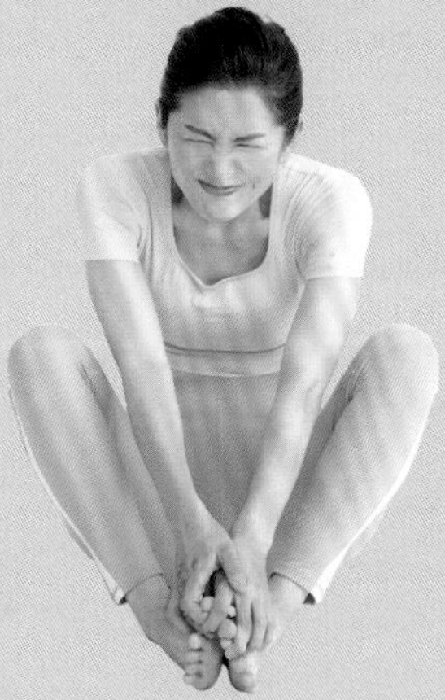

兩邊膝蓋的高度不一致，只有某一邊可以靠近地面

兩邊膝蓋高度不一致的話，代表髖關節不只緊繃，還一高一低。這樣的情況會造成骨盆或脊椎歪斜。

腳底可以互貼，但膝蓋壓不下去

如果會忍不住彎腰且小腿與地面夾角超過45度，就代表髖關節的柔軟度有問題，在日常生活中也會造成一些不便。

CHECK 02

單腿張開伸直時，膝蓋與腳尖是否朝上？

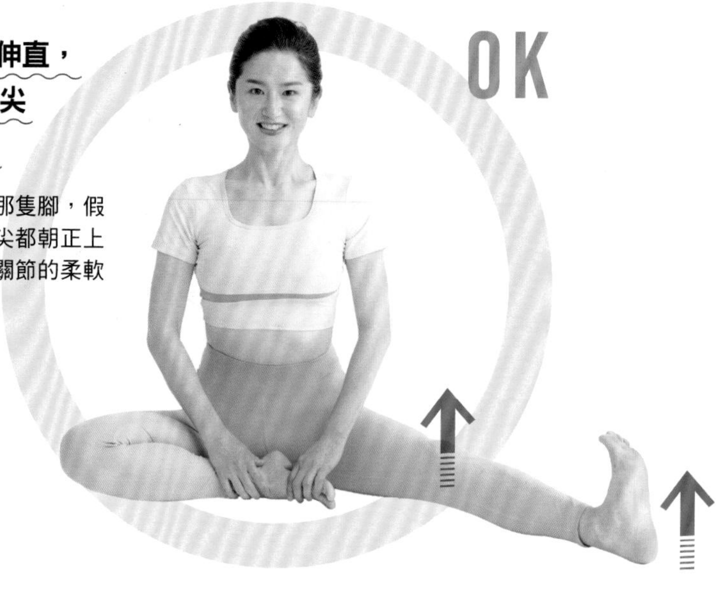

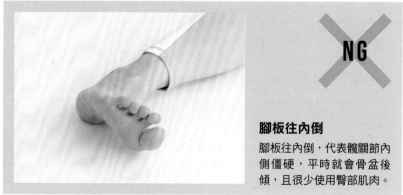

單腿張開伸直，膝蓋與腳尖自然朝上

確認伸直的那隻腳，假如膝蓋與腳尖都朝正上方，代表髖關節的柔軟度還不錯。

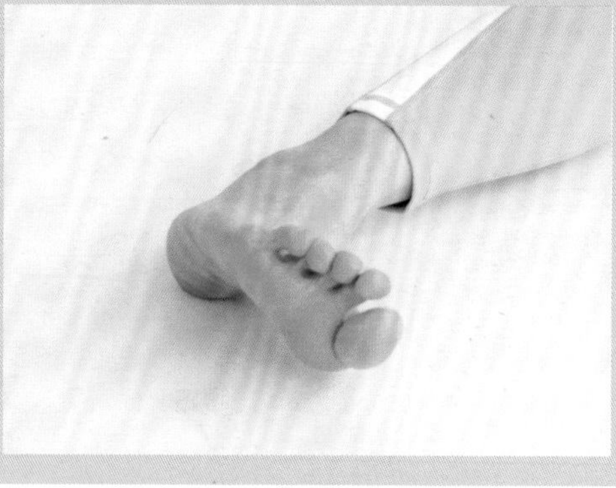

腳板往內倒

腳板往內倒，代表髖關節內側僵硬，平時就會骨盆後傾，且很少使用臀部肌肉。

CHECK 03

深蹲時 膝蓋與腳尖的方向一致嗎？

屁股往下坐，兩邊膝蓋與腳尖的方向一致

雙腳打開至2倍肩寬，腳尖微微向外。雙臂環抱胸前，吐氣時臀部往下坐，保持背部挺直不彎腰。膝蓋自然與腳尖保持同方向的話，代表髖關節的柔軟度還不錯。

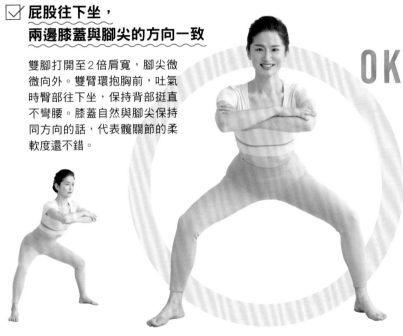

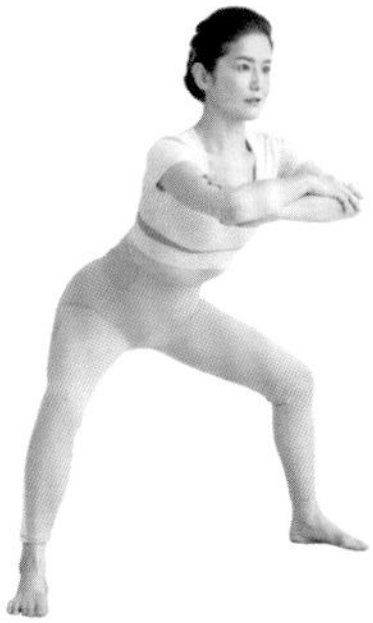

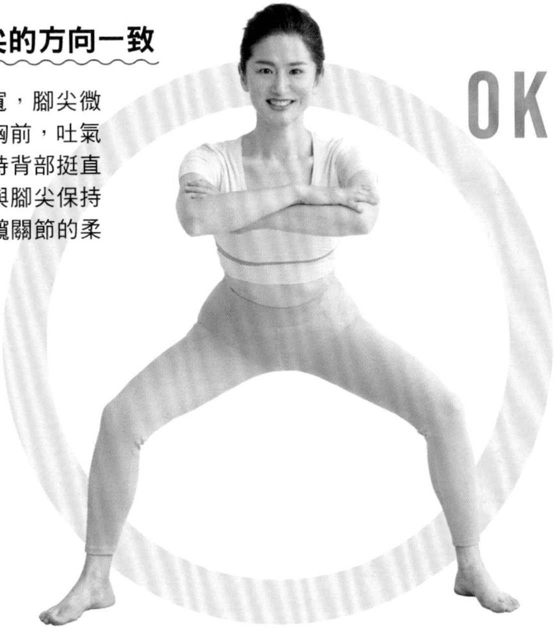

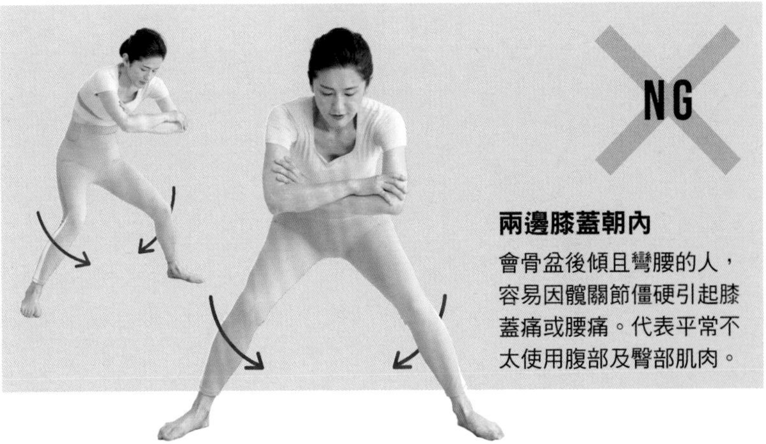

兩邊膝蓋朝內

會骨盆後傾且彎腰的人，容易因髖關節僵硬引起膝蓋痛或腰痛。代表平常不太使用腹部及臀部肌肉。

髖關節與

大部分的日常動作息息相關

髖關節是最大關節，猶如人體的地基！

髖關節是人體最大關節，連接骨盆與腿骨。若將人體比喻成一棟建築物，臀部就是肌肉的地基，髖關節則是關節的地基。髖關節日復一日承受重量，光是走路的承重就已是體重的3倍，更不用說跑步、上樓梯等活動，承重更是高達體重的4～5倍。此外，髖關節還有個特徵，那就是可動範圍很大。不論站立、坐下、行走、跳躍等，人體的一切動作都離不開髖關節。

任何一種站姿都與髖關節息息相關！

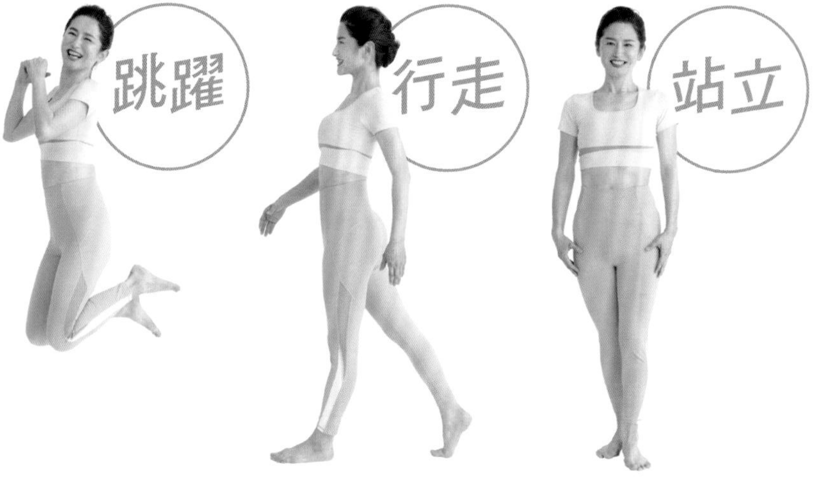

（髖關節是人體的地基）

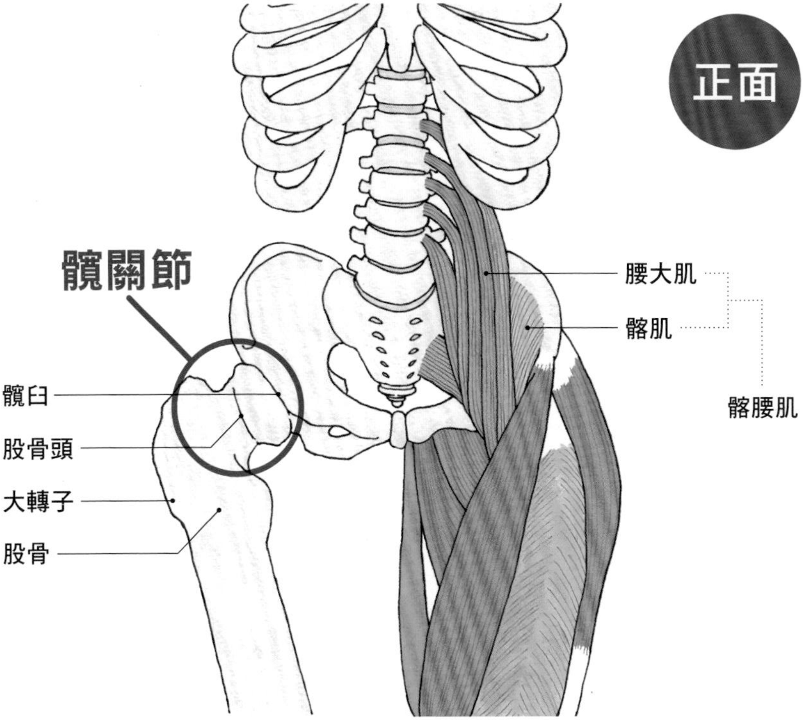
正面
髖關節
髖臼
股骨頭
大轉子
股骨
腰大肌
髂肌
髂腰肌

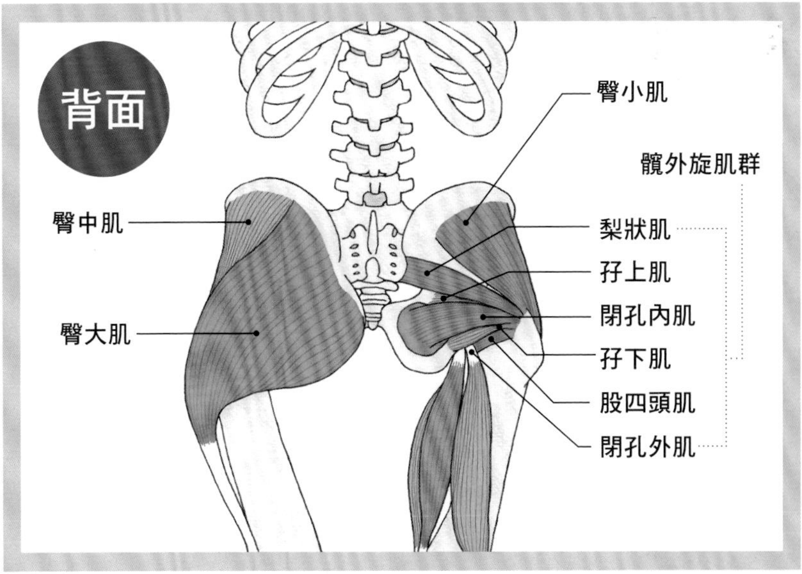
背面
臀小肌
髖外旋肌群
臀中肌
梨狀肌
孖上肌
閉孔內肌
臀大肌
孖下肌
股四頭肌
閉孔外肌

髖關節有

6 種關節動作

球狀的股骨頭嵌入骨盆的凹臼，就形成髖關節。
髖關節的動作可分成6種。
但這6種動作的使用頻率在日常生活中呈現過與不及的兩極化，
而這正是導致髖關節僵硬的原因。

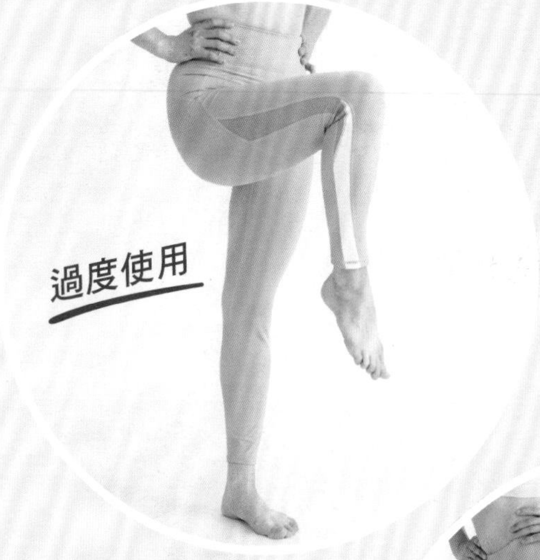

腳往上抬

屈曲

走路、慢跑、坐下、蹲下等動作都會彎曲髖關節。多數現代人在日常生活中幾乎只會做屈曲的動作。過於頻繁會導致髖關節僵硬。

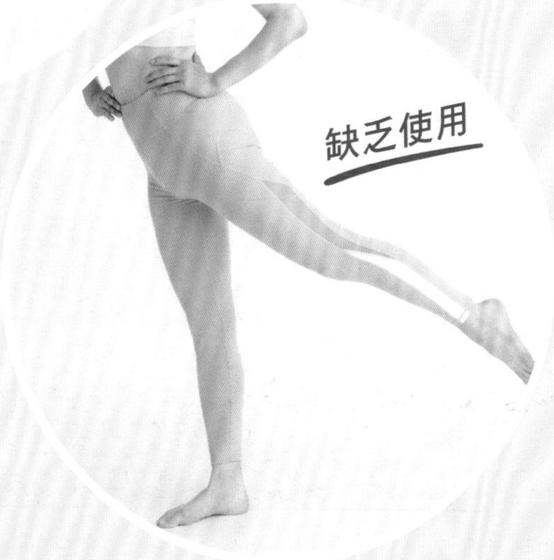

腳往後抬

伸展

與屈曲相反，日常生活中少見。太少使用會導致髖關節僵硬，造成腰痛。通常出現在大步走、快走或跳躍、芭蕾、競技體操等動作中。

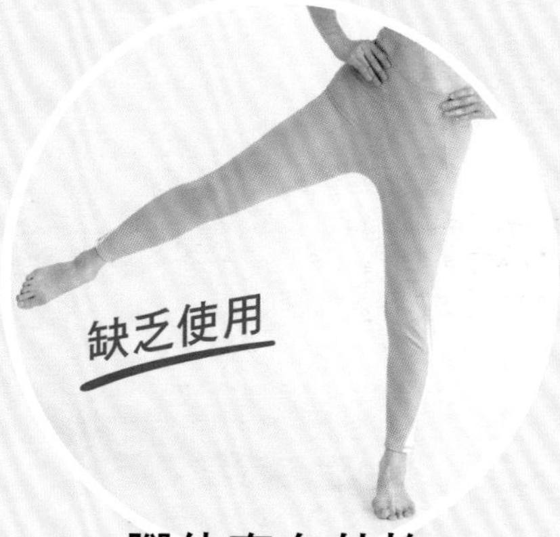

腳伸直向外抬

外展

少見於日常生活中，通常只有用腳往後撈東西時才會出現。此外，芭蕾或田徑運動跨欄項目等也會出現這個動作。

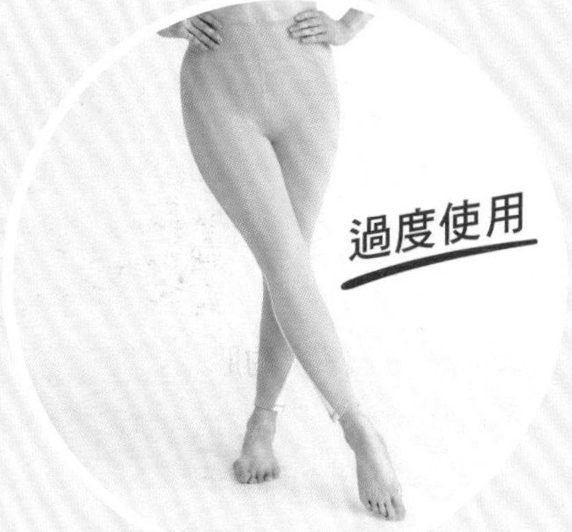

腳伸直向內收

內收

試圖阻止自己跌倒、睡覺翻身時等日常動作，都會出現這種交叉雙腿的姿勢。

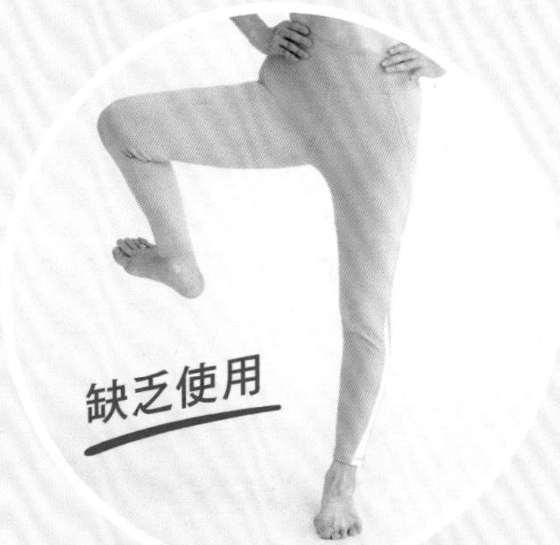

腳抬起向外旋轉

外旋

田徑運動跨欄項目的代表性動作，但極少出現在日常生活中。

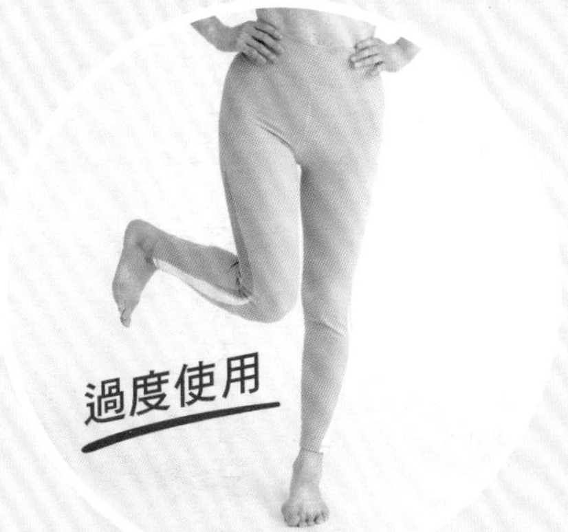

腳抬起向內旋轉

內旋

試圖阻止自己跌倒、以內八的方式站立等日常動作中會出現的動作。

放鬆僵硬髖關節，

身體歪斜、小腹突出都能解決

髖關節負責連接上半身與下半身，若是讓髖關節承受過多重量，就可能造成身體歪斜，對身體帶來負面影響。這正是容易變胖、總是不舒服的原因所在。

過與不及的髖關節動作是各種問題的導火線！

髖關節相當於身體的地基，能做出各個方向的關節動作，但長期以來只做其中幾個動作的話，就會導致髖關節僵硬。髖關節的可動性愈來愈差，會進而影響全身肌肉，形成「過度使用的緊繃肌肉」與「缺乏使用的無力肌肉」的失衡狀態。

「過度使用的緊繃肌肉」與「缺乏使用的無力肌肉」會呈現交叉的位置關係。舉例來說，現代人經常久坐，髖關節長時間屈曲而僵硬，就會形成腰部後傾、頸部前伸的駝背姿勢，造成腹部與臀部鬆垮下垂、背部緊繃，還會出現肩頸僵硬、下顎肌肉下垂等情況。肌肉狀態失衡是身體代謝變差、各種疼痛的導火線，還會引發易胖、肩頸痠疼、膝蓋疼痛、腰痛、全身疲勞等各種問題。

假如身體的地基已經不穩，就算再怎麼鍛練肌肉、減重減脂，也練不出好看的身材曲線以及健康的身體。所以最重要的就是放鬆髖關節，為身體打下良好基礎，矯正失衡狀態。

因此對於想變瘦及想健康的人而言，放鬆髖關節是改變身體的第一步，也是最快速有效的方式。

（肌肉不平衡就是這樣發生的！）

過度使用的
緊繃肌肉

- 枕下肌群
- 上斜方肌
- 提肩胛肌

缺乏使用的
無力肌肉

- 深層頸屈肌群

缺乏使用的
無力肌肉

- 夾肌
- 中、下斜方肌
- 前鋸肌
- 菱形肌

過度使用的
緊繃肌肉

- 胸大肌、胸小肌
- 胸鎖乳突肌

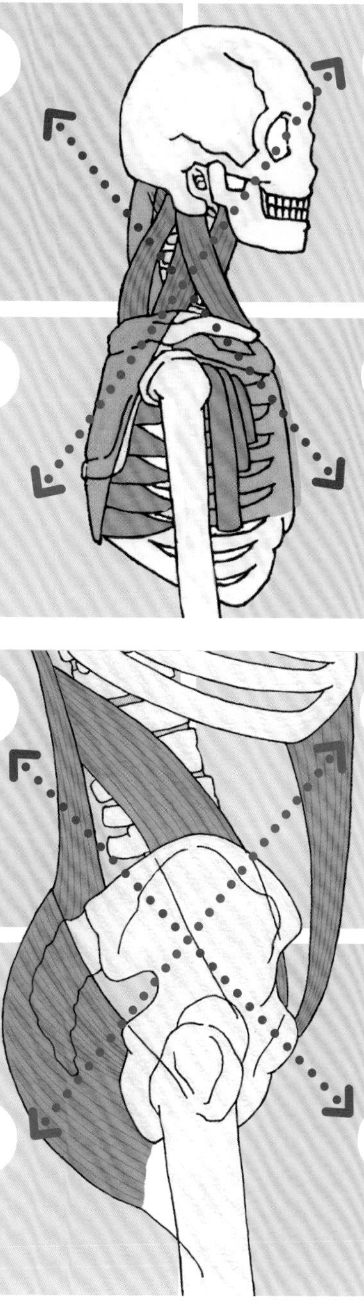

過度使用的
緊繃肌肉

- 豎脊肌群

缺乏使用的
無力肌肉

- 腹直肌
- 腹斜肌
- 腹橫肌

缺乏使用的
無力肌肉

- 臀大肌
- 臀中肌

過度使用的
緊繃肌肉

- 髂腰肌

一旦髖關節僵硬，

上半身、下半身都會歪斜！

上半身歪斜會讓腰部過直

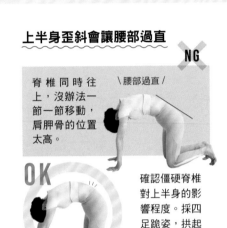

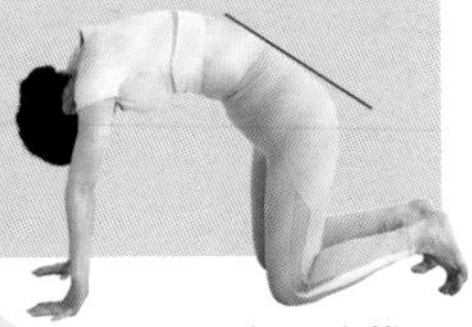

脊椎同時往上，沒辦法一節一節移動，肩胛骨的位置太高。

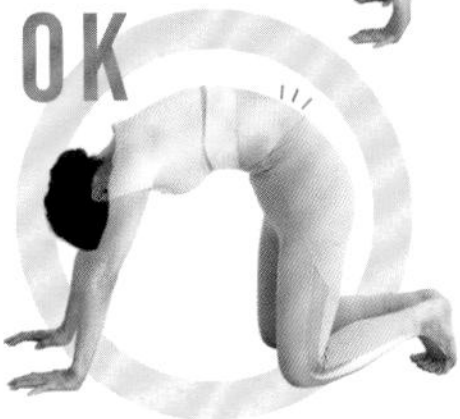

確認僵硬脊椎對上半身的影響程度。採四足跪姿，拱起腰背，感覺脊椎骨一節一節地移動。

上半身

髖關節、脊椎僵硬會影響腰、胸、頸及自律神經

人體關節分成穩定性高及可動性高者，從頭到腳交錯分布。當髖關節過於僵硬，關節本應發揮的作用就會完全相反。舉例而言，本活動自如的胸、肩、頸關節僵硬的話，腰及下頸部的活動就會過於頻繁，導致骨骼歪斜、腹部及背部產生贅肉、肩頸痠疼等。此外，脊椎為自律神經通道，骨骼歪斜也會對自律神經帶來負面影響。

下半身歪斜會無法蹲下

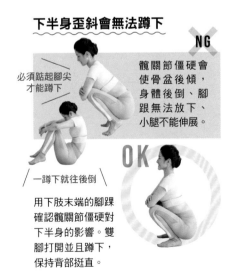

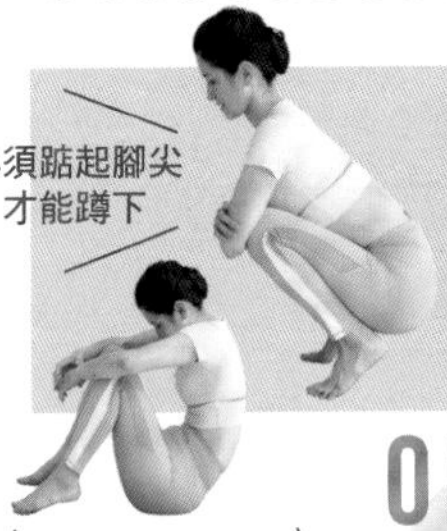

髖關節僵硬會使骨盆後傾，身體後倒、腳跟無法放下、小腿不能伸展。

用下肢末端的腳踝確認髖關節僵硬對下半身的影響。雙腳打開並且蹲下，保持背部挺直。

下半身

只要骨盆歪斜，膝蓋及腳踝周圍都會受波及

髖關節僵硬的話，本來可以活動自如的腳踝就會變僵硬，膝蓋也會使用過度，造成臀部下垂、O型腿、冷底體質、水腫等問題。除此之外，還會導致骨盆歪斜、腿變粗、漏尿等各種麻煩。就像不穩固的地基會讓整棟房子搖晃不定，僵硬的髖關節也會影響到全身上下。所以，若要從根本解決問題，就必須改善髖關節的狀態。

髖關節僵硬會讓全身大小毛病不斷！

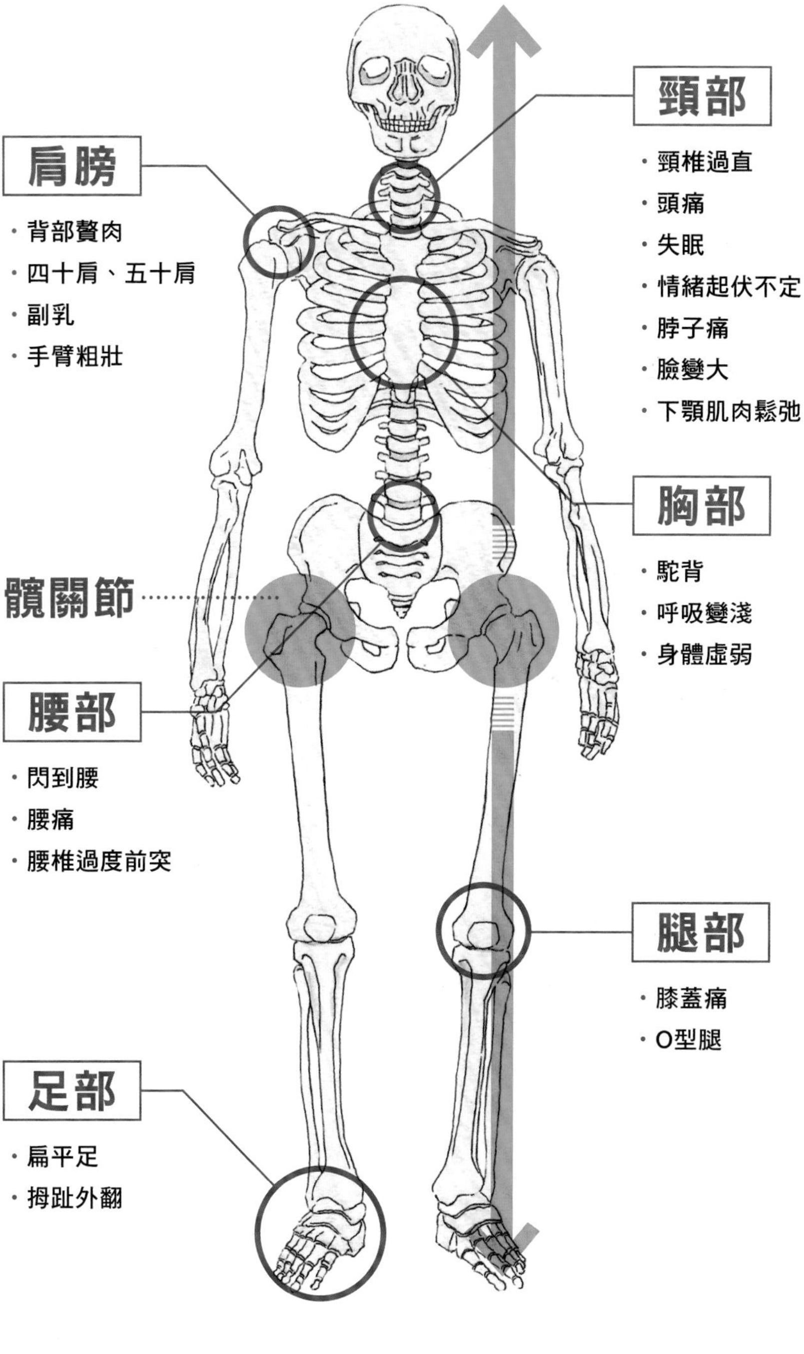

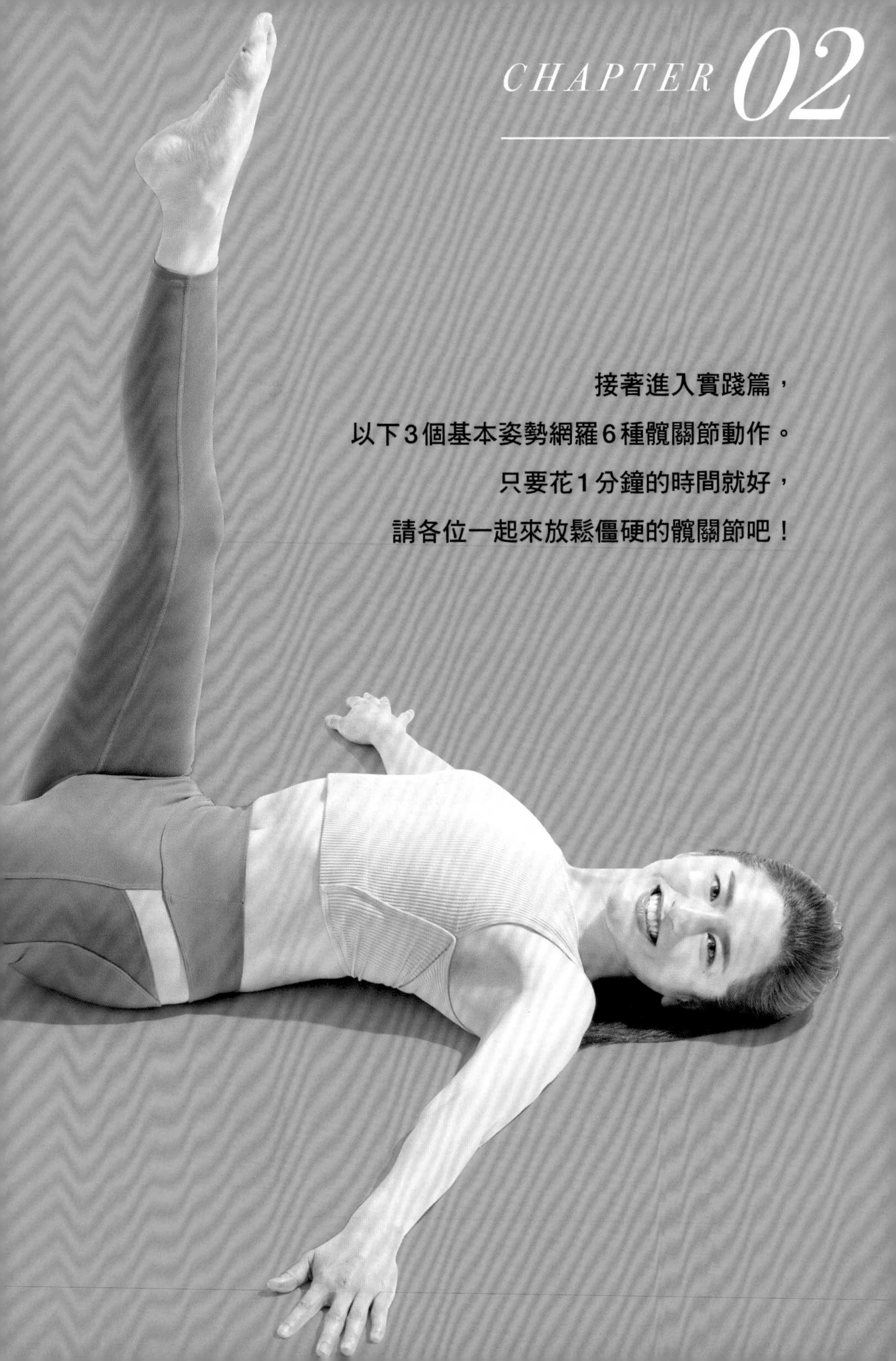

CHAPTER 02

接著進入實踐篇，

以下3個基本姿勢網羅6種髖關節動作。

只要花1分鐘的時間就好，

請各位一起來放鬆僵硬的髖關節吧！

躺著做就能瘦

基本的髖關節伸展操

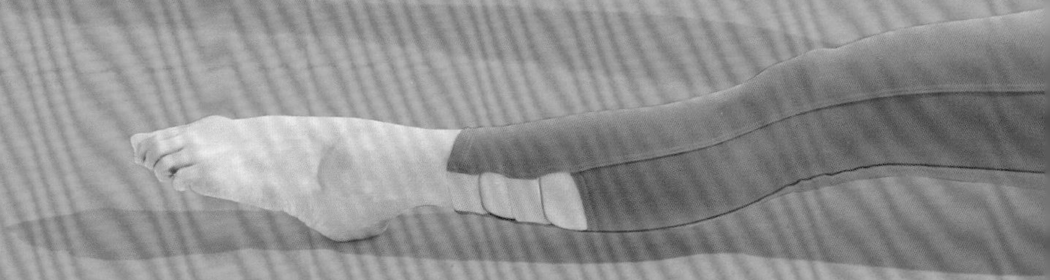

減少左右差距，矯正骨盆歪斜

屈腿壓膝伸展操

外旋　內旋　伸展

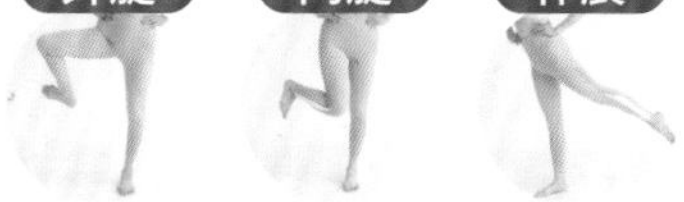

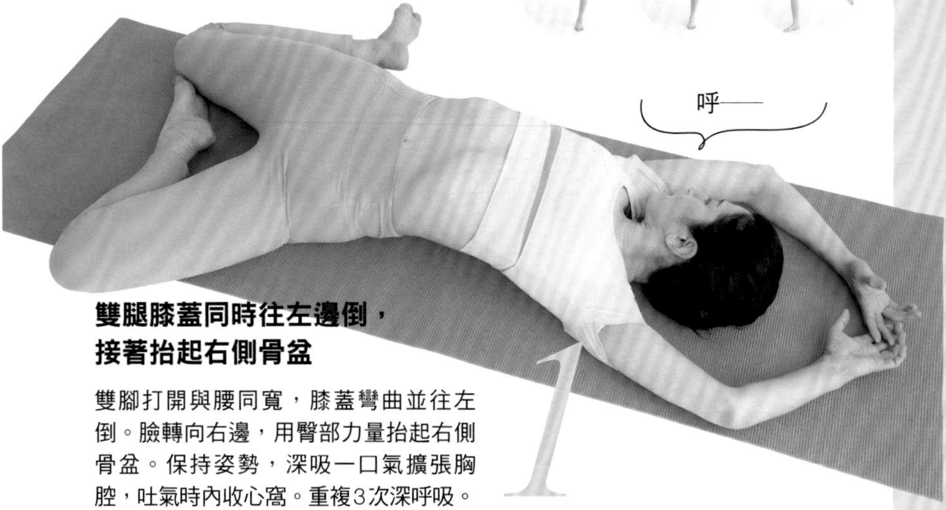

1 雙腿膝蓋同時往左邊倒，接著抬起右側骨盆

雙腳打開與腰同寬，膝蓋彎曲並往左倒。臉轉向右邊，用臀部力量抬起右側骨盆。保持姿勢，深吸一口氣擴張胸腔，吐氣時內收心窩。重複3次深呼吸。

NG ×

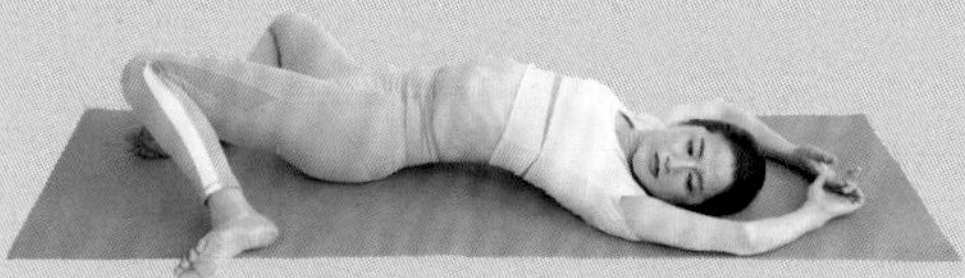

勉強將膝蓋往下壓，會讓腰往上拱

髖關節很僵硬的話，膝蓋可能無法碰地。這時若勉強下壓膝蓋，反而會拱腰，造成膝蓋痛或腰痛。因此不必勉強壓腿。

跟著影片做！

2

雙腿膝蓋同時往右邊倒，接著抬起左側骨盆

另一邊同樣做3次深呼吸。吸氣讓胸腔擴張，吐氣將心窩往內收。

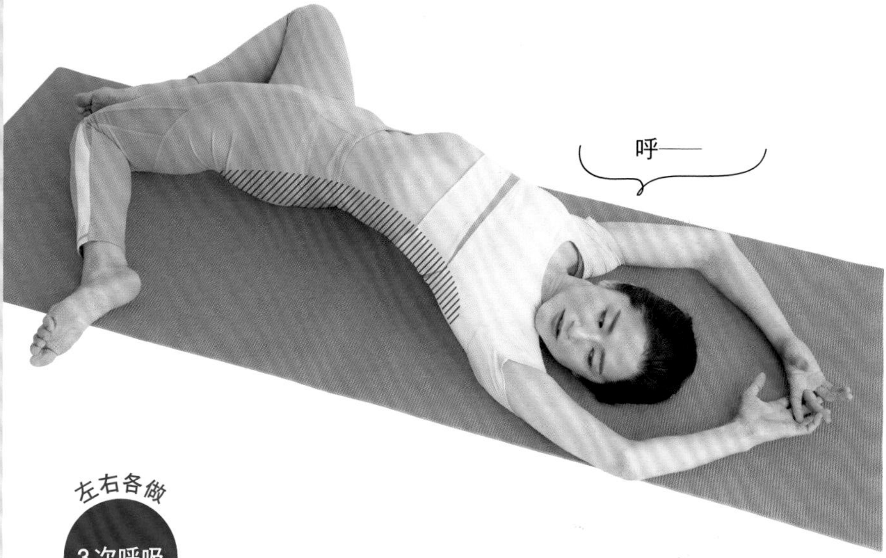

左右各做
3次呼吸

增加髖關節可動範圍，矯正歪斜骨盆！

這個動作最重要的是使用臀部肌肉的力量，把腰部往上抬，而且絕不可以讓腰往上拱。接著深呼吸，讓腹部往下凹。吸氣時擴張胸腔，吐氣時將心窩往內收。這樣做就會讓腹部收緊。膝蓋不易往下壓的那一邊多做幾次之後，就能改善左右邊不平衡的問題，矯正歪斜的骨盆。更重要的是可以改善腰部不適。

鍛鍊軀幹，改善水腫及冷底體質

單腳繞圈伸展操

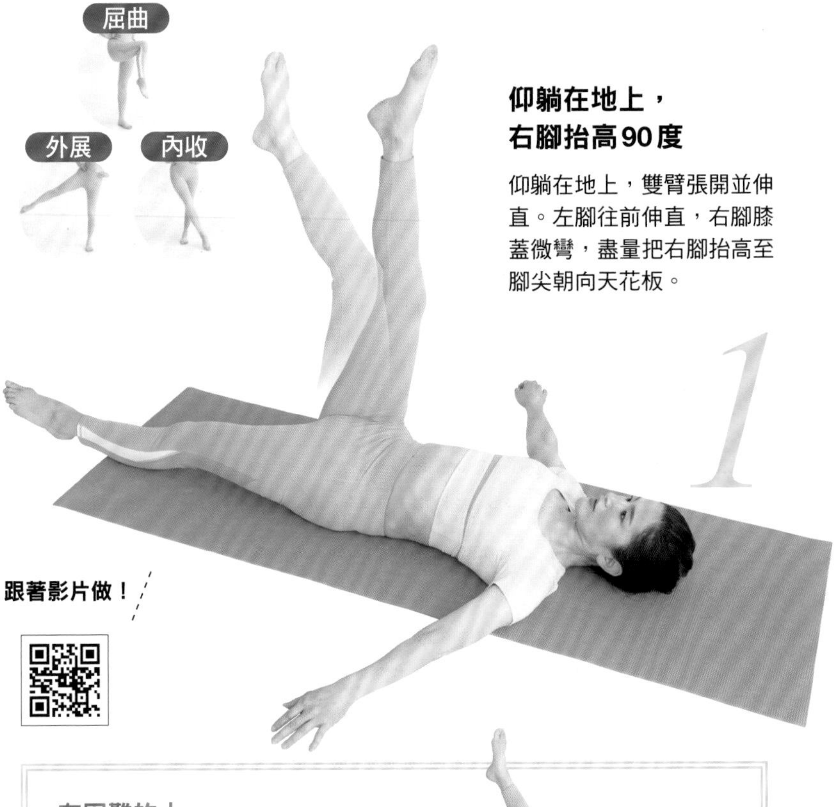

1

仰躺在地上，右腳抬高90度

仰躺在地上，雙臂張開並伸直。左腳往前伸直，右腳膝蓋微彎，盡量把右腳抬高至腳尖朝向天花板。

跟著影片做！

有困難的人……

兩邊膝蓋都可以彎曲

腿在空中繞圈時若聽到骨盆發出喀喀聲，可以調小繞圈幅度，或讓兩邊膝蓋都保持彎曲。

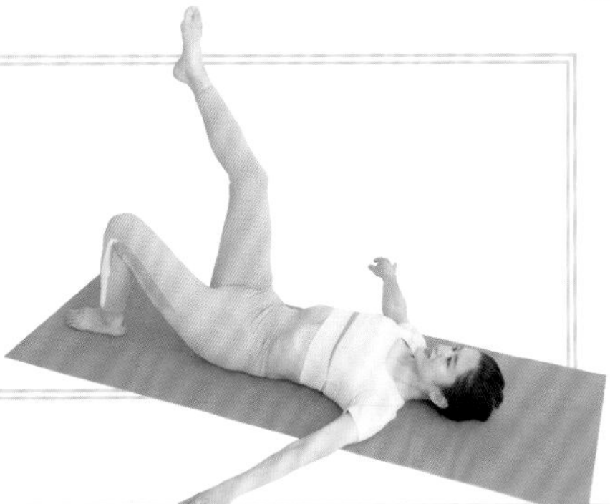

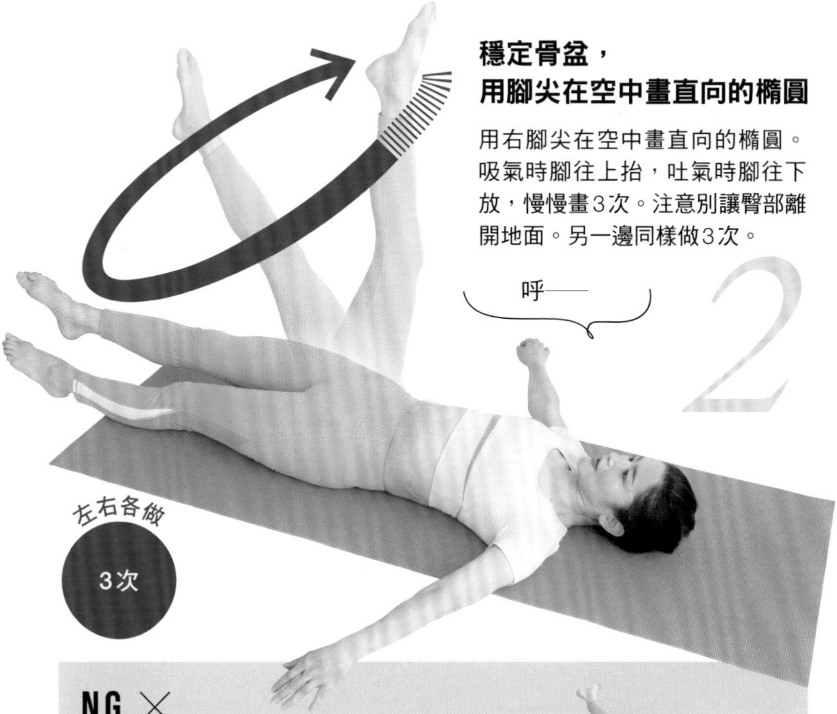

穩定骨盆，用腳尖在空中畫直向的橢圓

用右腳尖在空中畫直向的橢圓。吸氣時腳往上抬，吐氣時腳往下放，慢慢畫3次。注意別讓臀部離開地面。另一邊同樣做3次。

NG ×

臀部離開地面

繞圈時骨盆若會左右搖晃或臀部離開地面的話，也可以縮小繞圈的幅度。

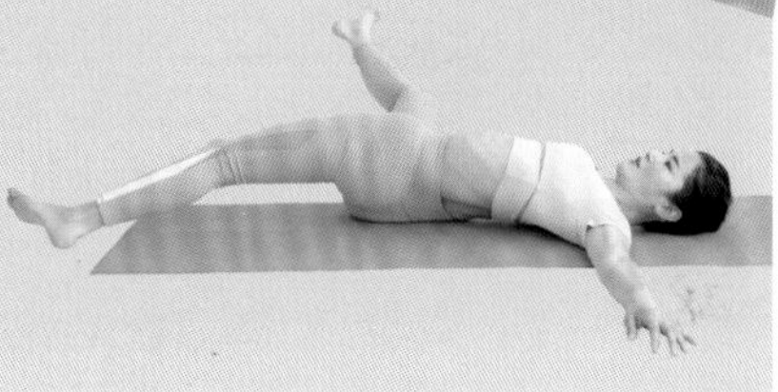

穩住骨盆，用大腿根部帶動畫圈！

繞圈時若聽見骨盆發出喀喀聲，伸展操的效果就會不好。請將骨盆保持水平，別讓臀部離開地面。剛開始只能畫出小小的橢圓也無妨，只要保持臀部不離地即可。另外由於重力影響，腳往下時速度易變快、往上時速度易變慢，請盡量保持一致的速度。持續做可緊實腹部肌肉、鍛鍊軀幹，對調整骨盆平衡、改善水腫或冷底體質也有很好的效果。

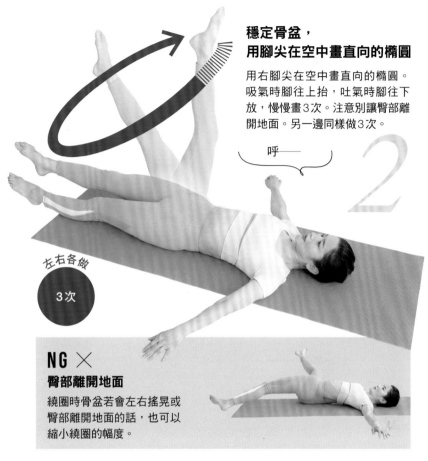

改善姿勢，達到提臀&瘦腿效果

蛙腿臀橋伸展操

外展　外旋　伸展

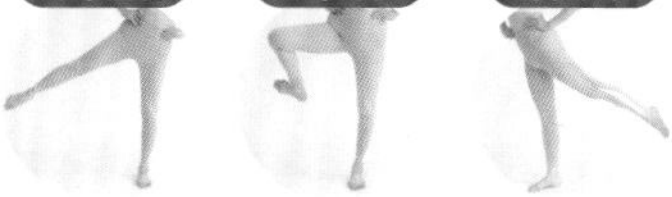

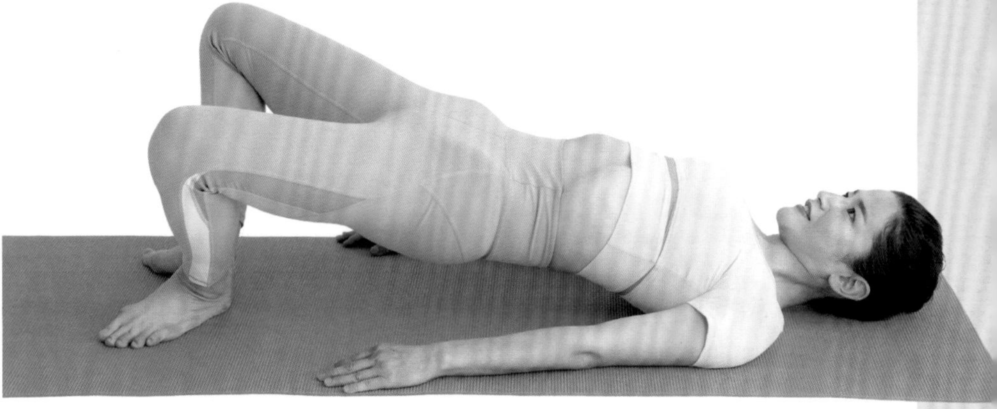

1

兩邊膝蓋向外張開，
從臀部開始抬起脊椎

仰躺在地上，雙手伸直放在身體兩邊。雙腳的腳跟併攏，兩邊膝蓋彎曲並向外張開。吐氣時先抬起尾椎，再依序抬起腰部及胸部的脊椎，想像把脊椎一節一節地往上抬起。

跟著影片做！

伸展緊繃鼠蹊部，提升脊椎的柔軟性！

長時間久坐容易讓鼠蹊部緊繃，因此接著就要來放鬆鼠蹊部。這個姿勢包含所有平常不太使用的關節動作。髖關節僵硬會造成腰部負擔，也會讓脊椎變僵硬，抬起臀部時請想像讓脊椎一節一節地離開地面。這組動作不只可以矯正姿勢，還有提臀及瘦腿的效果。

吐氣時把臀部再往上推，共做10次

以「呼、呼、呼」的方式吐氣，每吐一次氣就將臀部往上抬一下，伸展鼠蹊部的肌肉。膝蓋不可以併攏。吐氣時讓脊椎從上往下一節一節地回到地面。

2

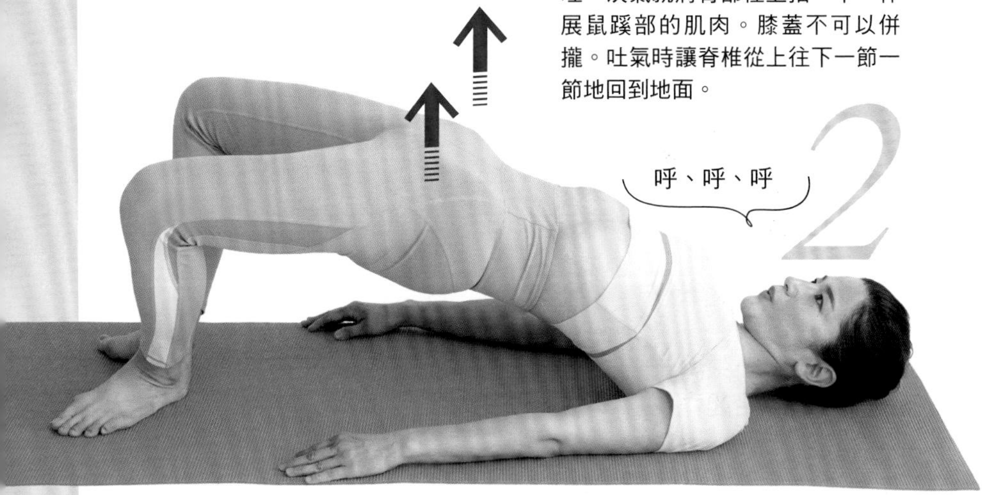

NG ×

要用臀部的力量往上推，不可以讓腰往上拱

不要拱腰，要靠臀部出力往上抬。只要隨時保持腹部下凹的狀態，腰就不會往上拱。

配合呼吸 10次

做完3組基本的伸展動作後……

用「4」字拉筋操

提升髖關節伸展操的效果！

做完基本的髖關節伸展操後，我推薦一定要做這個追加動作。每做完1個基本操就可以做，想要做完3個基本操再做也沒問題。在伸展髖關節的過程中，肌肉只要用力就會緊繃，因此需要用這個動作來放鬆緊繃的肌肉。

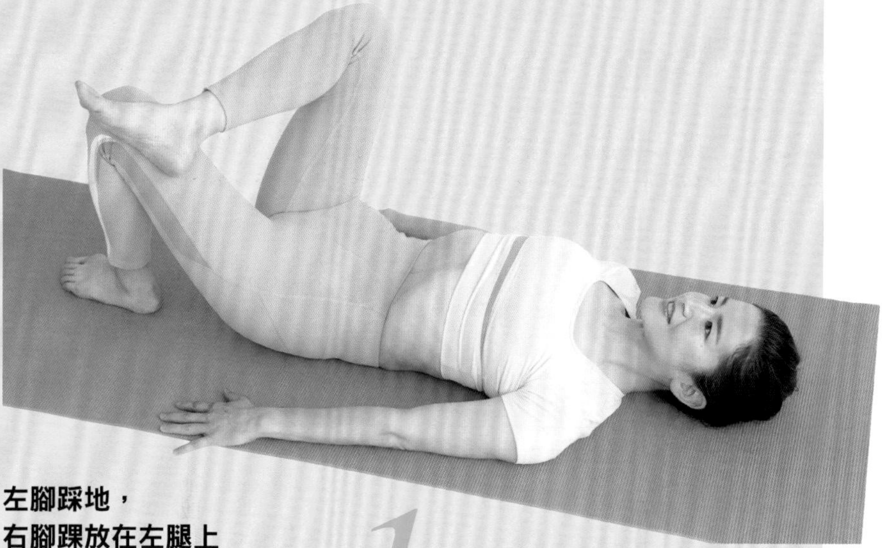

左腳踩地，
右腳踝放在左腿上

1

仰躺並彎曲左膝，腳底踩著地面。
將右腳踝放在左大腿上。

NG ×

上半身出力且彎腰拱背

上半身出力而且聳肩的話，臀部的肌肉就無法完全伸展。

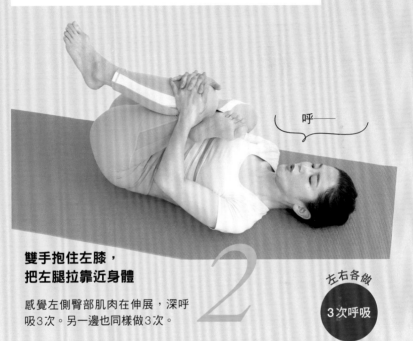

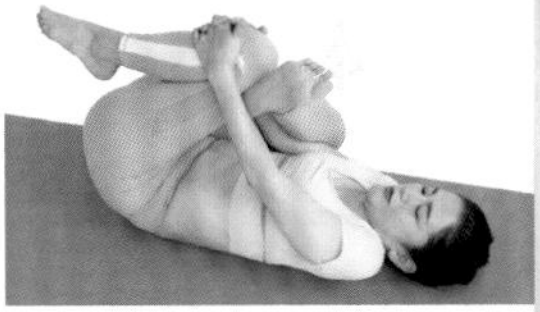

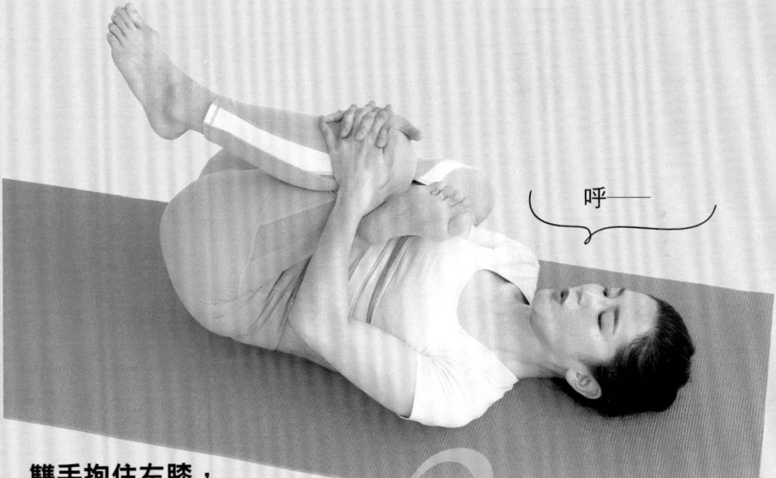

雙手抱住左膝，
把左腿拉靠近身體

2

感覺左側臀部肌肉在伸展，深呼吸3次。另一邊也同樣做3次。

左右各做
3次呼吸

可防止腰痛，提升肌肉彈性！

做髖關節伸展操時發力的肌肉會緊繃，用這個動作可讓肌肉恢復柔軟度。請跟著我一起慢慢伸展臀、腰及髖關節深處的肌肉。肌肉跟橡皮一樣，一直處於緊繃狀態或完全不用，最後都會僵硬並失去彈性。所以做完髖關節伸展操後務必做這個動作，讓使用過的肌肉恢復柔軟及彈性，並預防做3組伸展操造成的腰痛。

苗條身材的關鍵！

喚醒怠惰無力的肌肉，提高身體代謝能力！

髖關節連接全身的關節與肌肉，所以只要讓髖關節好好活動和放鬆，就是擁有苗條身材的最佳途徑。

人體一共有600塊以上的肌肉，其中8～9成都是支撐骨骼的深層肌肉。不過，髖關節僵硬的人幾乎不曾使用這些肌肉。

淺層肌肉負責塑造出勻稱的身材，而深層肌肉與淺層肌肉互相配合，可以讓身材更加緊實有線條。例如：髂腰肌是與髖關節相連的肌肉，讓髂腰肌活動起來，就可以把肚子的肉往上提起，並且帶動臀部的深層肌

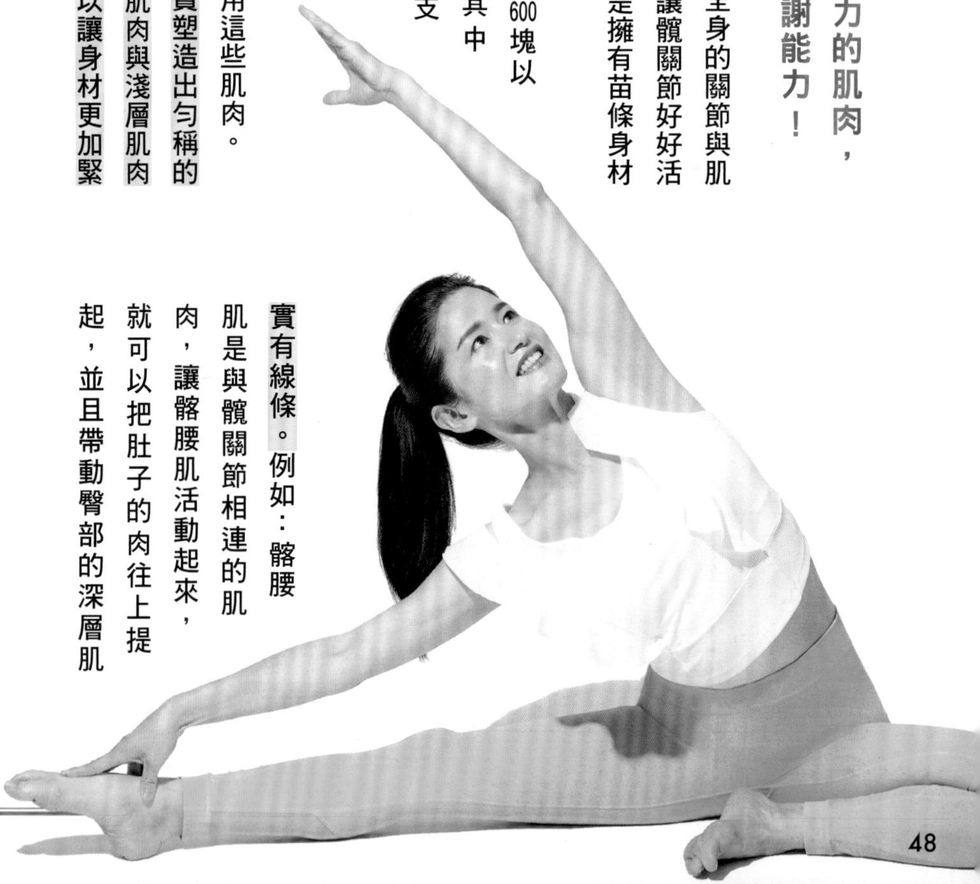

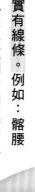

髖關節是打造

肉，達到提臀以及緊實大腿內側的效果。

此外，髖關節的深層肌肉也跟下半身的大肌肉相連。大肌肉通常會消耗較多的熱量，所以只要放鬆髖關節，就可以讓怠惰無力的肌肉活動起來，形成易瘦體質。

肌肉不平衡的話，負擔過大的肌肉就會顯得肥大；而怠惰無力的肌肉則會不斷堆積脂肪。所以，我們在瘦身時才會遇上各種問題，例如：做了深蹲還是一樣大腿粗壯、再怎麼減肥還是瘦不下來等等。

相反地，只要放鬆髖關節，就可以喚醒怠惰無力的肌肉，讓全身肌肉的活動更協調，打造出穠纖合度的身材。

還有一個不能錯過的重點，那就是通過髖關節連接全身肌肉的筋膜。活動髖關節，就能透過筋膜帶動身體各處的肌肉。如此一來，身體就會開始慢慢地往好的方向改變，包括：身體變靈活、更有活力、促進血液循環及淋巴循環、神清氣爽等等。

身心都能煥然一新！

改善身體各個循環，擁有健康的身心靈！

髖關節僵硬造成身體不適的原因主要有3個：①肌肉過度或缺乏使用，引起不舒服或疼痛；②涉及神經系統，引起疼痛和麻木；③血液循環及淋巴循環變差。

首先來談肌肉的問題。

通常髖關節僵硬的人都會有很多怠惰無力的肌肉。所以，他們會出現「明明頭腦覺得疲累，身體大部分的部位卻不覺得累，只有一小部分覺得累。」的情況，並且出現「睡不著」、「疲勞難以消除」等問題。

我詢問學員改善髖關節僵硬的問題後，感覺身體有哪些變化，結果幾乎所有人都先回答：「現在終於睡得好了。」

由此可知，只要放鬆髖關節，就能喚醒怠惰無力的肌肉；而只要愈常活動肌肉，身體就會愈累。所以，「現在終於睡得好」確實就是放鬆髖關節所帶來的良性變化。

接著是關於神經系統與身體的循環。

髖關節周圍匯集許多神經、動脈及大淋巴結。髖關節僵硬的話，血液循環跟淋巴循環也會變差，並且壓迫到神經，容易引起麻木、水腫等問題；相

髖關節給予全身支持，

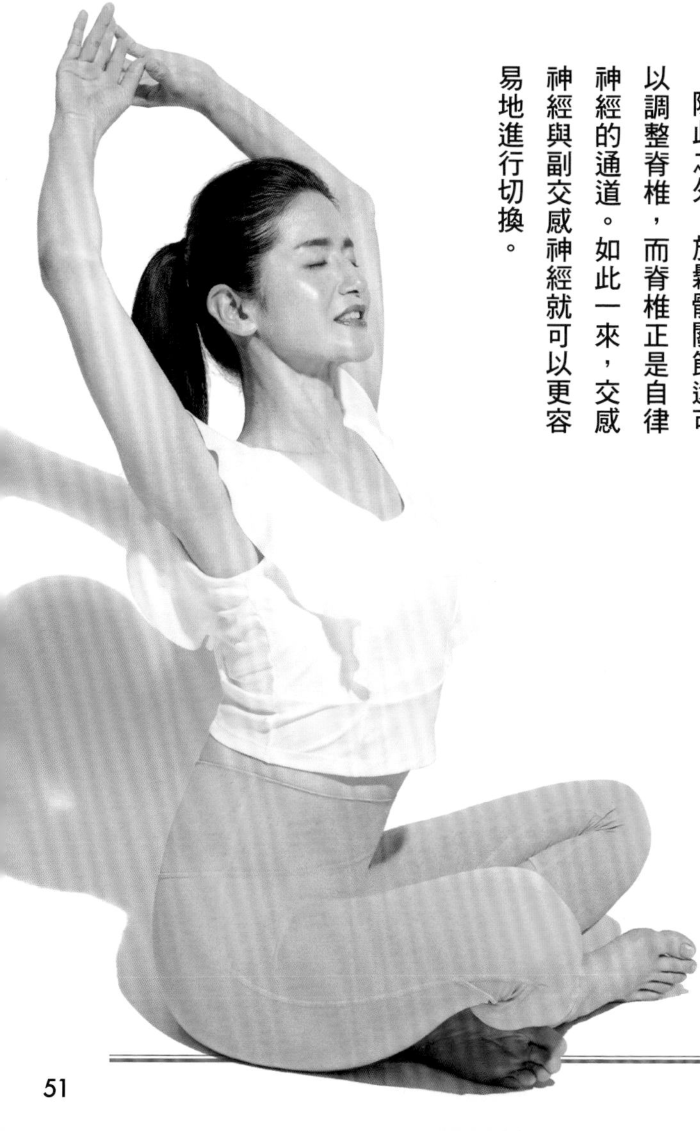

反地，放鬆作為身體重要樞紐的髖關節，就能改善全身的血液及淋巴循環，快速改善身體不適。

除此之外，放鬆髖關節還可以調整脊椎，而脊椎正是自律神經的通道。如此一來，交感神經與副交感神經就可以更容易地進行切換。

總而言之，放鬆髖關節不只影響身體，也能給情緒及睡眠帶來正面影響。

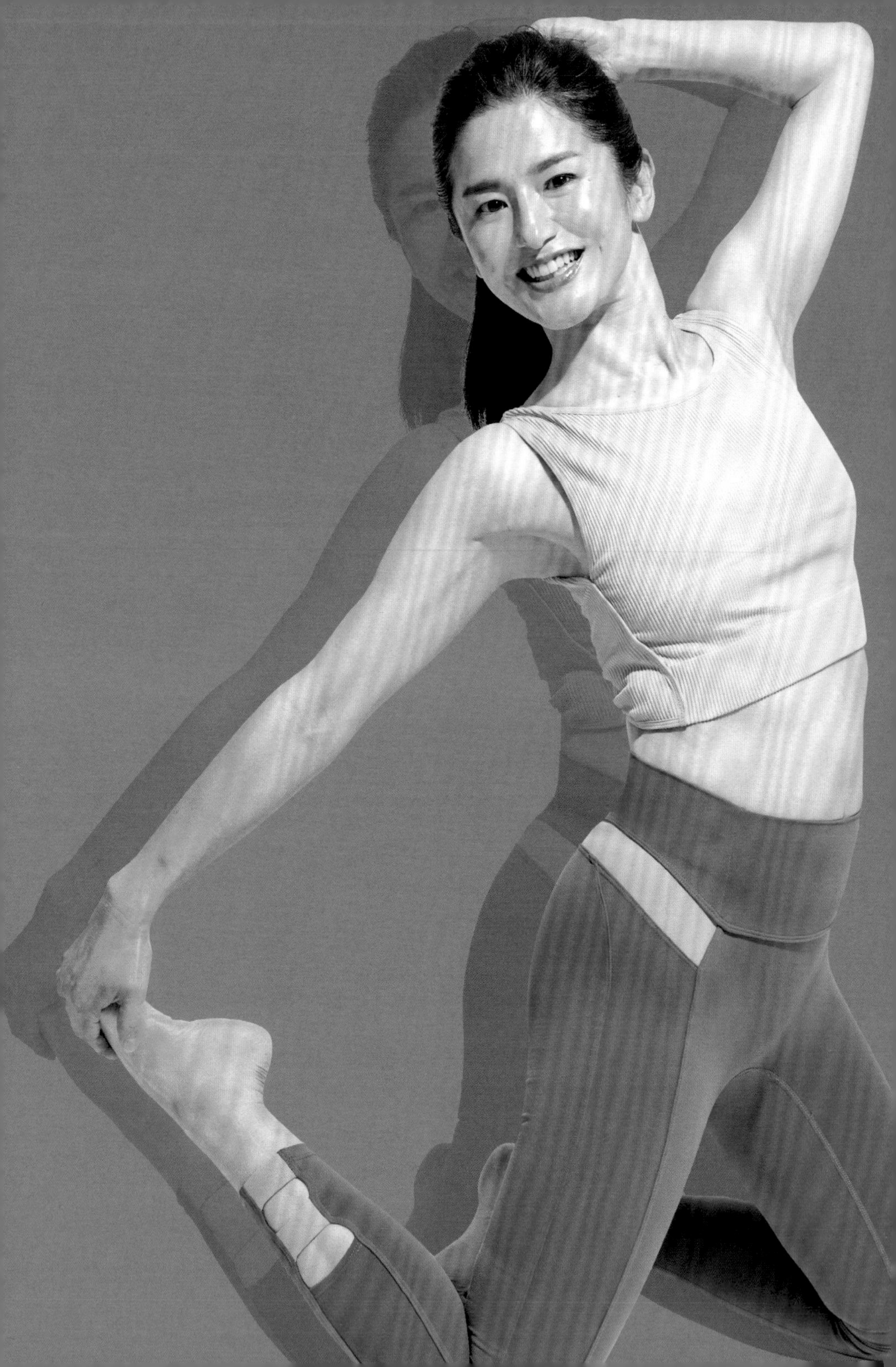

CHAPTER 03

外表更顯年輕

讓身線緊實的髖關節伸展操

髖關節伸展操最厲害的效果就是美體塑身。

伸展、扭轉髖關節的同時，也是在雕塑自己想變美的部位。

做完3個基本的伸展操後，緊接著加強自己想變美的部位吧！

瘦小腹 *01* 小腹

配合前後屈伸的動作
5～10次

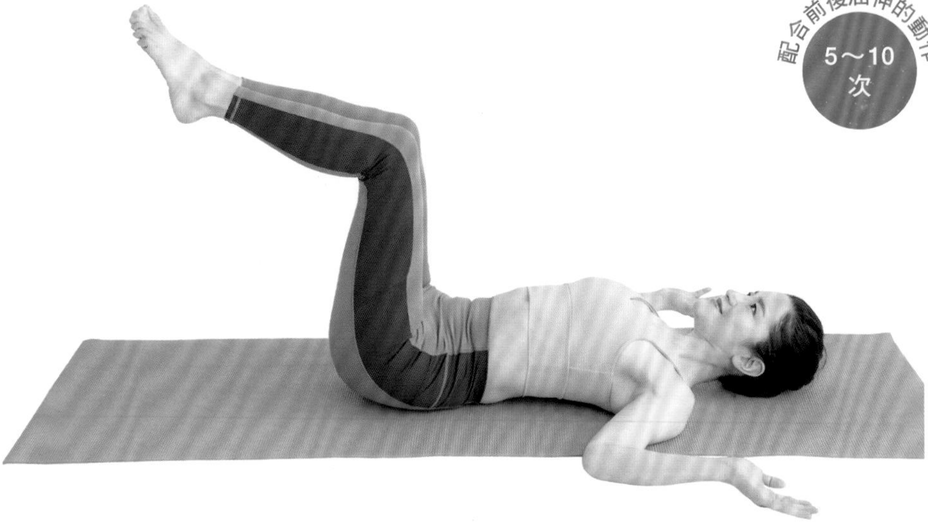

1 呈仰躺姿勢，抬起雙腿，膝蓋彎曲呈90度

盡量將手背貼在地面。若做不到，雙手放在身體兩側即可。

瘦小腹的第一步就是伸腿鍛鍊腹肌！

髂腰肌是能夠提拉下腹部的深層肌肉。但是髖關節僵硬的話，會讓髂腰肌的力量變弱，因此要用屈伸雙腿的動作刺激髂腰肌。只要把下腹部往上提，骨盆的位置就會歸正，讓小腹變平坦。這個動作的重點是伸腿時要一邊收小腹一邊吐氣，而且不可以把腰往上拱。覺得很困難的人不一定要把腳完全伸直。想瘦小腹的人很適合做這組運動。

2

伸腿時吐氣，
屈腿時吸氣

慢慢吐氣，同時慢慢伸直雙腿。雙腿未完全伸直、膝蓋微微彎曲也沒關係。

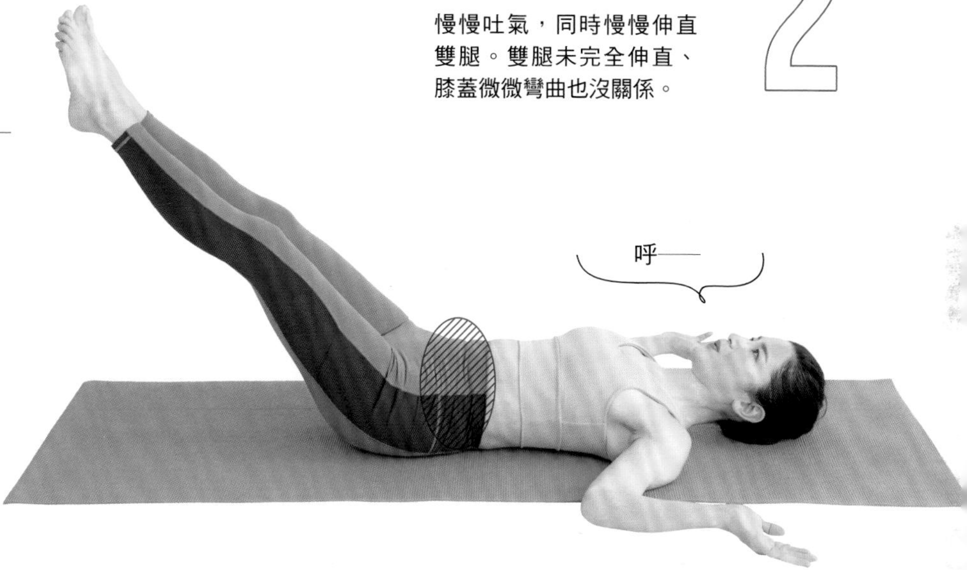

瘦身 Point

吐氣時伸直雙腿，給腹部施加壓力

伸腿時要一邊吐氣，才能給腹部施加壓力。只有貫徹這一點，才能提升瘦小腹的效果！

NG

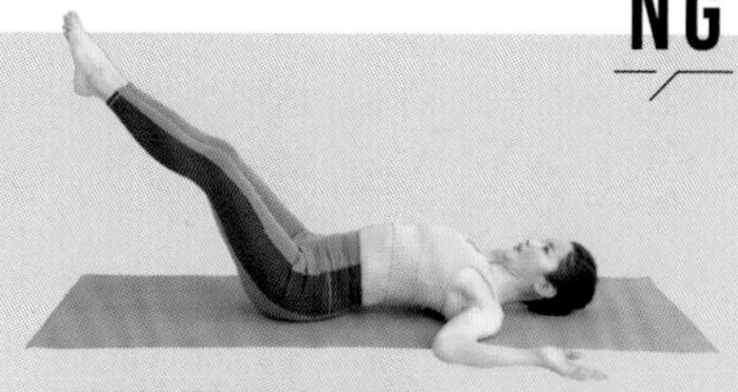

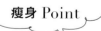

腰部漸漸往上拱

屈伸雙腿時腹部不出力，腰部就會漸漸往上拱。所以腹部一定要出力，才能讓腰部貼緊地面。

瘦小腹 *02* 游泳圈

左右各做
5～10次

1

呈仰躺姿勢，立起右膝，
左腿膝蓋彎曲並貼地

盡量將手背貼在地面。若做不到，雙手放在身體兩側即可。

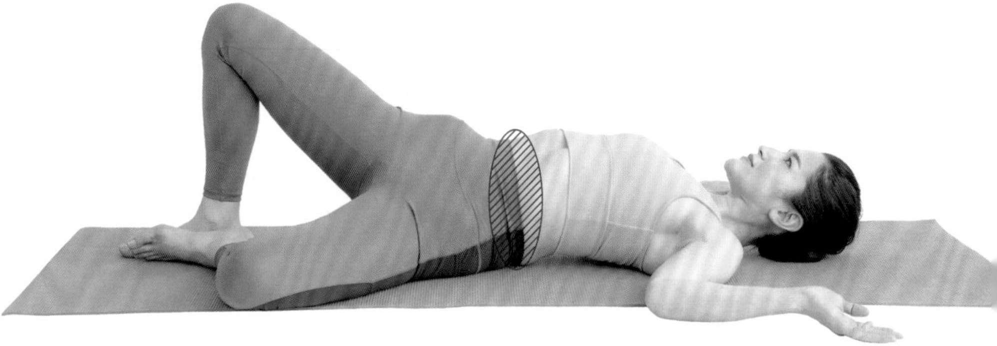

躺著就能伸展腹肌，用呼吸刺激深層肌肉！

腰是軀幹最纖細的部位，位於肋骨與骨盆間。然而，囤積在腰部的脂肪不敵重力就會形成游泳圈，而躺著做伸展可以借助重力來拉伸腹部肌肉。這組動作會把臀部往上抬，使下垂內臟回到原本位置，做完會令人感覺神清氣爽。做的時候要一邊扭骨盆一邊伸展髖關節，刺激髂腰肌。最重要的是配合呼吸，吐氣時用腹部出力，收緊腹部的深層肌肉。

有困難的人……

手放在屁股下

屁股抬不起來的人，可以把手放在屁股下面做輔助。

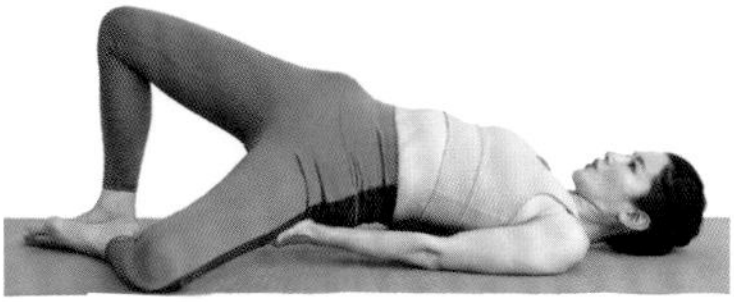

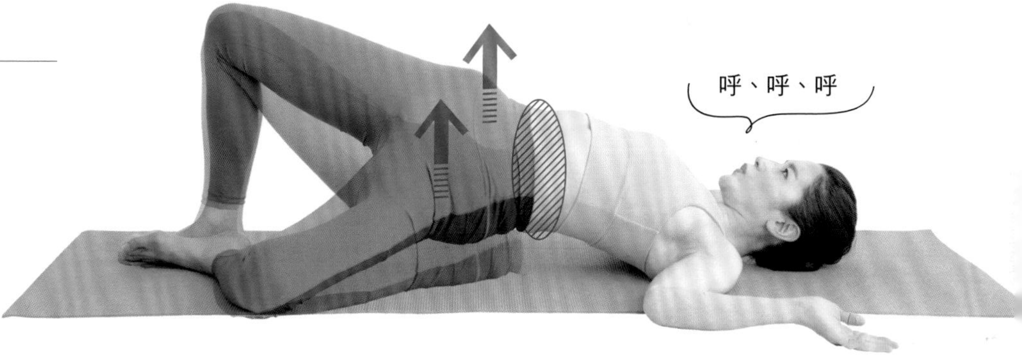

2 吐氣時 用臀部的力量抬起骨盆

慢慢吐氣，收緊腹部的同時，用臀部力量抬起骨盆。接著快速吐氣，每次吐氣都把臀部往上抬一下。做完換另一邊。

瘦身 Point

用臀部的力量抬起骨盆，伸展髖關節

吐氣時慢慢上抬骨盆，可以加速瘦小腹。要徹底伸展大腿根部，拉開髖關節周圍僵硬緊繃的肌肉。

NG

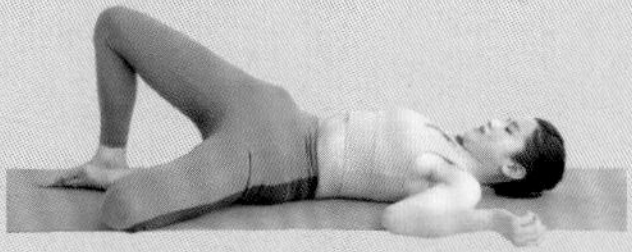

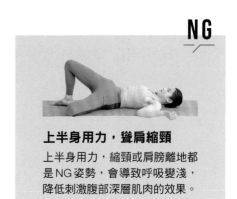

上半身用力，聳肩縮頸

上半身用力，縮頸或肩膀離地都是NG姿勢，會導致呼吸變淺，降低刺激腹部深層肌肉的效果。

瘦小腹 *03* 腰間贅肉

左右各做

5～10

次

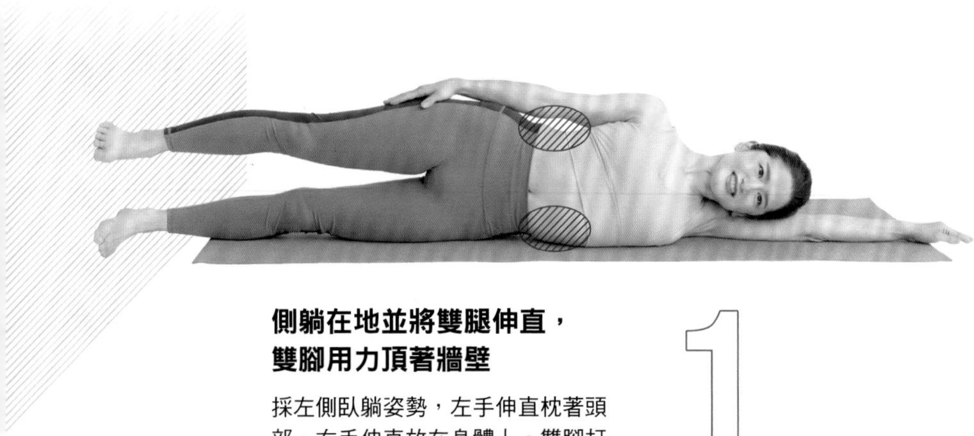

側躺在地並將雙腿伸直，雙腳用力頂著牆壁

1

採左側臥躺姿勢，左手伸直枕著頭部、右手伸直放在身體上，雙腳打開至與腰同寬，腳底用力推牆面。

努力保持骨盆垂直，燃燒腰間脂肪！

日常動作幾乎不會使用到腰間肌肉，所以腰部容易囤積脂肪。可是，鍛鍊腹肌的運動幾乎都很辛苦，很難讓人堅持做下去。這組躺著做的運動不只可以擊退腰間贅肉，還會借助保持骨盆垂直的力量，以及腳底推牆面的力量，帶動腰部、髖關節與腹部的深層肌肉。

有困難的人……

把手放在胸前

如果身體會搖晃的話，也可以用手扶住胸前的地板做輔助。

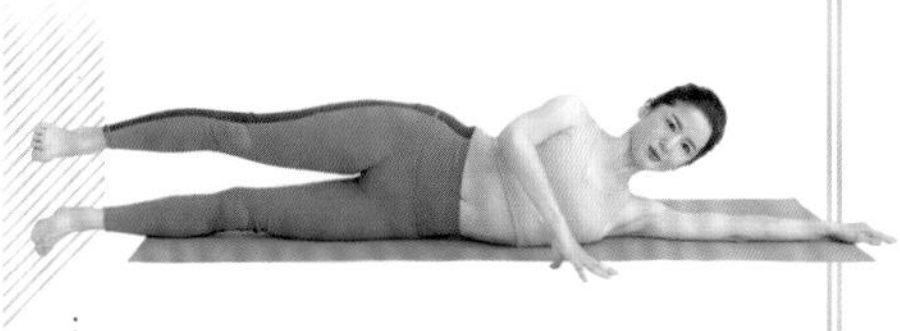

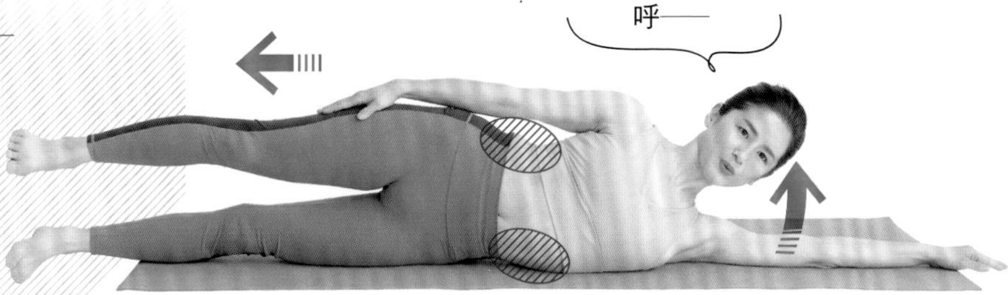

2

抬起上半身，擠壓腰間肉

吐氣時抬起上半身，用力擠壓右側的腰間肉，吸氣時回到地面。做完右邊換左邊。

瘦身 Point

讓骨盆與地面保持垂直

動作重點在於讓骨盆與地面保持垂直。為了支撐易前後搖晃的骨盆，腹部肌肉會用力。單純側躺，腹部就不會用力收緊肌肉。

NG

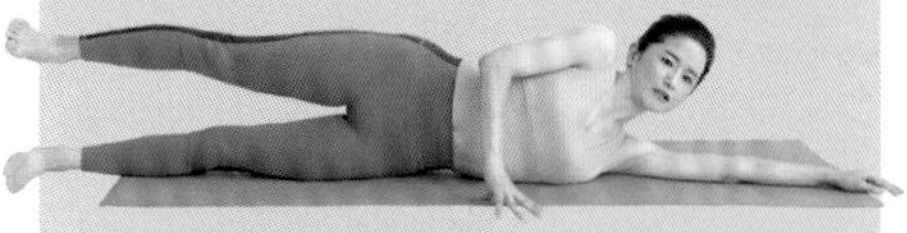

頭部位置偏離

抬起與放下上半身時，頭部跟著移動的話，可能導致脖子痛，因此請務必讓頭部保持伸直狀態。

提臀 *01*

左右各做

5～10次

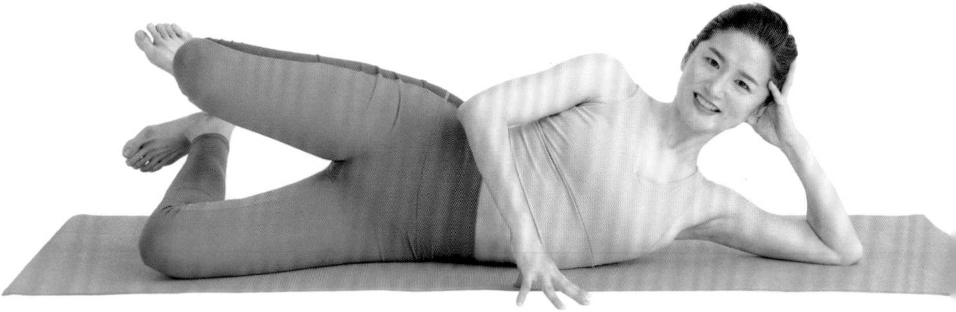

側躺在地，膝蓋彎曲，腳跟併攏

1

採左側臥躺姿勢，左手撐起頭部，右手扶著胸前的地板。雙腳的腳跟併攏。

刺激深層肌肉，拯救扁塌屁股！

隨著年紀增長，臀部會愈來愈下垂，原因就在於臀部的深層肌肉力量變弱。臀部的深層肌肉負責提起臀部最大塊的肌肉——臀大肌，而這也是決定臀形的肌肉。換句話說，鍛鍊臀部的深層肌肉，正是擁有緊實翹臀的關鍵所在。外旋髖關節可以放鬆臀部的深層肌肉，提升肌肉的柔軟度。這組動作適合用來調整骨盆，以及增加骨盆的穩定性。

2 右腳盡量往外張開，直到右邊臀部感覺緊繃

吐氣時盡量把右腳往外張開，直到右邊臀部感覺緊繃為止。做完右邊換左邊。

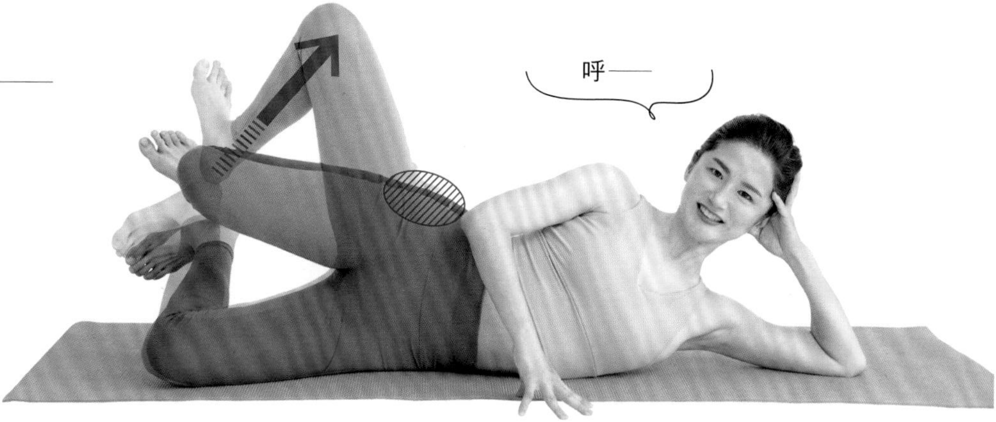

瘦身 Point

骨盆的位置固定好，才能練到臀部＆腹部！

這個側躺姿勢很容易讓骨盆前後搖晃，可以稍微用手扶著地面。骨盆保持不動，才能有效鍛鍊臀部與腹部的肌肉。

NG

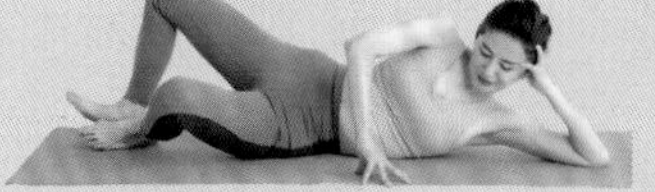

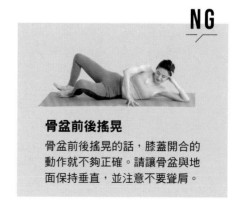

骨盆前後搖晃

骨盆前後搖晃的話，膝蓋開合的動作就不夠正確。請讓骨盆與地面保持垂直，並注意不要聳肩。

提臀 *02*

左右各做 10～20 次

1

**趴著並伸直雙腿，
雙腿微微往上抬**

趴在地上並將雙手往前伸直。雙腿伸直，稍微抬起其中一隻腳，使大腿根部離地。

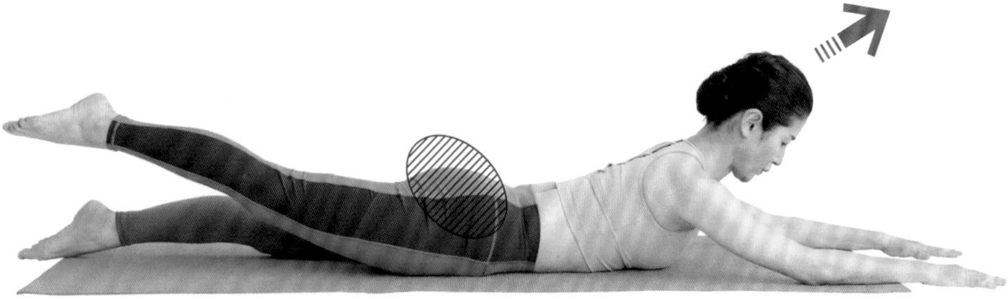

以髖關節的伸展力練出緊實翹臀！

臀大肌是決定臀形的淺層肌肉，而臀部肌肉與髖關節的關係密切。經常久坐且缺乏運動的人，幾乎都保持著屈曲髖關節的狀態。髖關節不伸展的話，臀部肌肉就不會出力，當然也沒辦法進行鍛鍊。這組俯臥動作的重點，就是讓平時缺乏活動的髖關節進行伸展，藉此鍛鍊臀大肌。請各位確實地伸展髖關節，才能擁有緊實的翹臀。

2

以游泳踢腿的姿勢上下擺動雙腿

吐氣時上下擺動雙腿，就像在水裡游泳踢腿一樣。腹部貼緊地面，避免腰往前拱。

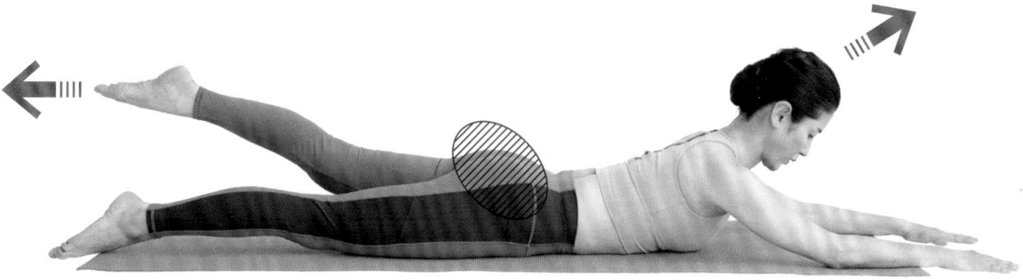

瘦身 Point

腹部不出力，腳緩緩放下

以髖關節帶動雙腿上下擺動。雙腿要慢慢放下，不可以直接往下掉。腹部不用出力，腿放下時讓腳尖稍微碰到地板即可。

NG

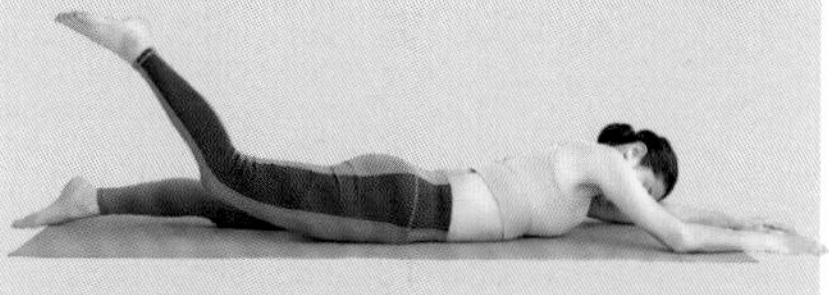

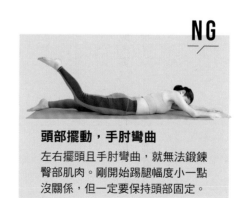

頭部擺動，手肘彎曲

左右擺頭且手肘彎曲，就無法鍛鍊臀部肌肉。剛開始踢腿幅度小一點沒關係，但一定要保持頭部固定。

瘦腿 *01*

左右各做
5～10次

1

側躺在地上，左腳伸直，右手抓住右腳踝

採左側臥躺姿勢，左手肘抵住地板，左手撐住頭部。

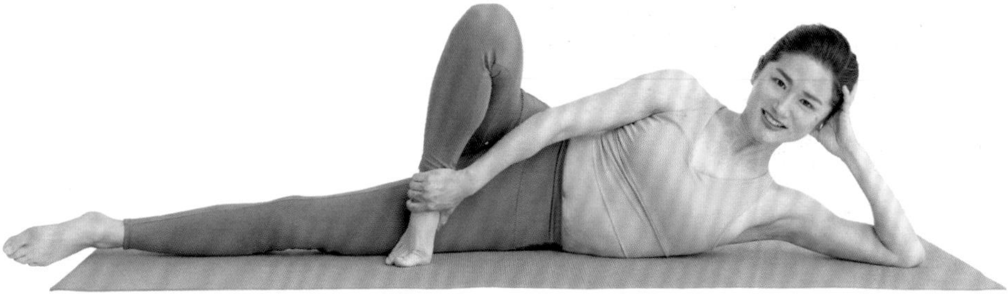

將外突骨頭往回壓，擺脫臃腫下半身！

股骨外側有塊突起的骨頭，叫作大轉子。大轉子往外突，會把大腿外側的肉往外推，雙腿看起來就會很粗壯。所以，我們要透過向外繞膝的動作，將大轉子往內壓。只要讓大轉子回到正確位置，腿部肌肉就不容易用錯誤的部位發力，這樣才能讓雙腿纖細又筆直。這組動作特別適合膝蓋內旋、有O型腿，或有下半身肥胖困擾的人。

2 以右邊腳尖為支點，右膝往外繞

吐氣時將右膝往外繞。做完右邊再換左邊。

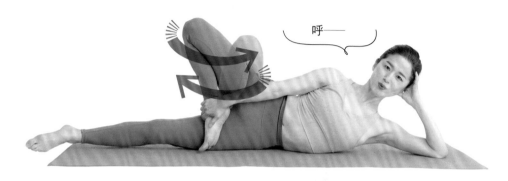

瘦身 Point

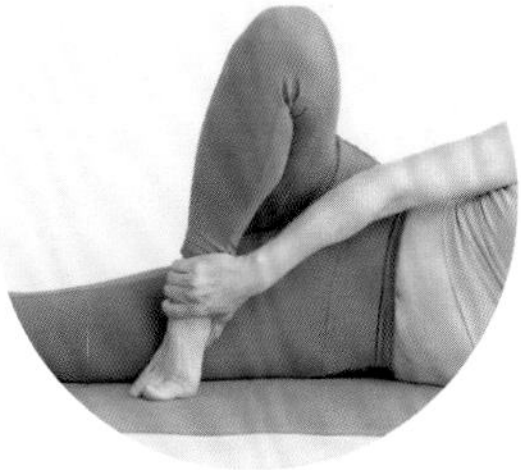

膝蓋繞圈時，臀部不出力

手抓住腳踝等於固定腳的位置，讓腳尖成為支點，這組動作的效果就更好。覺得很困難的話，也可以縮小繞圈的幅度。

NG

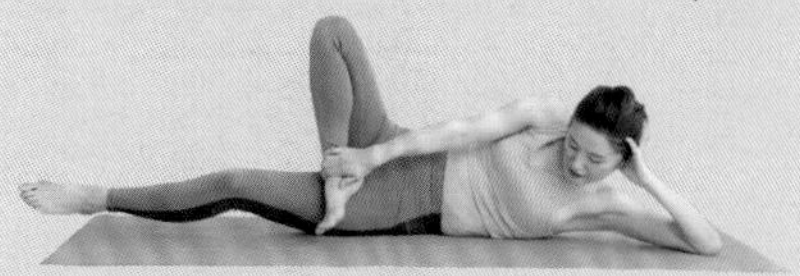

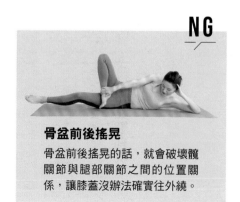

骨盆前後搖晃

骨盆前後搖晃的話，就會破壞髖關節與腿部關節之間的位置關係，讓膝蓋沒辦法確實往外繞。

瘦腿 *02*

左右各做
5～10次

1

側躺在地上，左腳伸直，右手抓住右腳踝

採左側臥躺姿勢，左手肘抵住地板，左手撐住頭部。

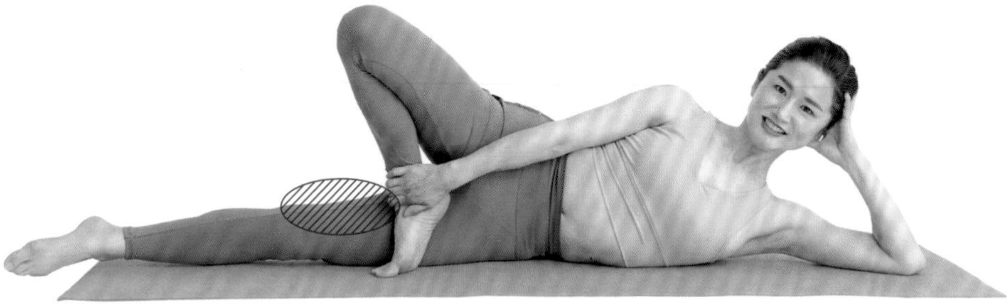

鍛鍊大腿內側肌肉，讓大腿肌肉更緊實！

這組運動要來鍛鍊鬆垮的大腿內側。女性的腿力通常比較差，尤其是大腿內側肌肉（內收肌）容易變弱，不好好鍛鍊的話，甚至可能無力合上雙腿。不只如此，讓雙腿站穩的肌肉力量也會減弱，站著時很容易跌倒。若想擁有一雙強健有力的腿，就必須鍛鍊大腿內側肌肉。有餘力的人還可以把腳拉靠近一點，這樣能同時鍛鍊小腿肚的肌肉。

快速吐氣，吐氣時上抬左腳

2

嘴巴快速吐氣，並配合吐氣的節奏，從大腿根部把腿往上抬起。做完左腳換右腳。

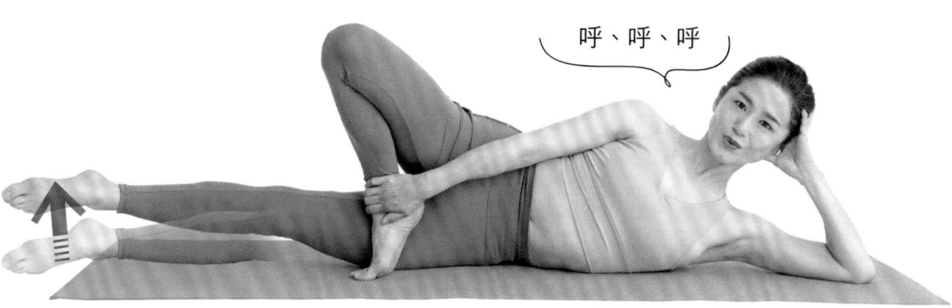

瘦身 Point

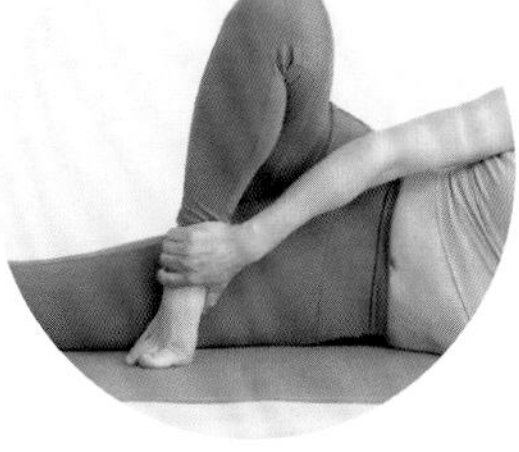

大腿用力，從髖關節處把腿往上抬起

大腿用力，想像從髖關節的部分把腿往上抬起。

NG

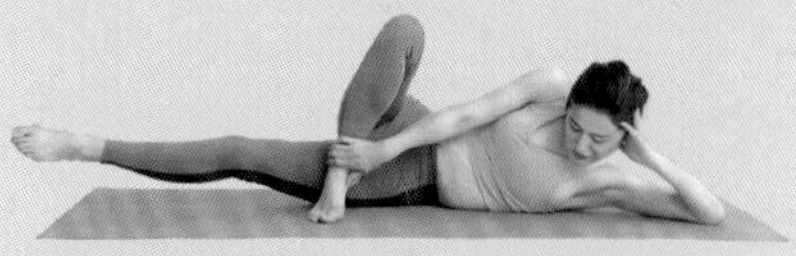

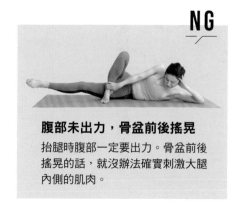

腹部未出力，骨盆前後搖晃

抬腿時腹部一定要出力。骨盆前後搖晃的話，就沒辦法確實刺激大腿內側的肌肉。

瘦背 *01*

左右各做
5～10
次

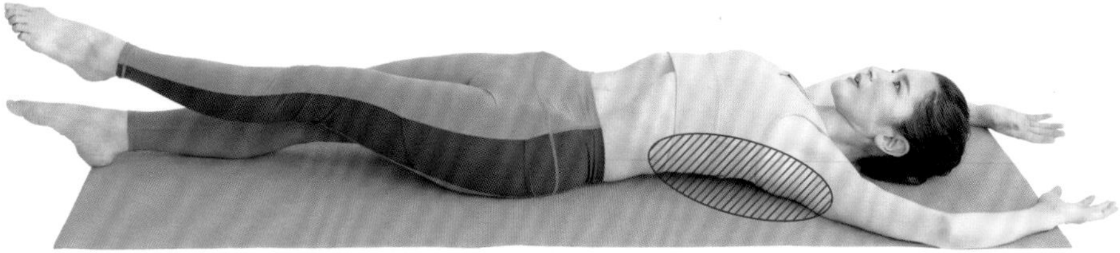

1

雙手的手肘放輕鬆，
左腳微微抬起

雙手抬高放在頭的兩側，手臂微彎讓手肘放輕鬆，手背貼著地面。左腿從大腿根部開始往上抬起，同時讓骨盆保持在水平狀態。

活動肩胛骨，擊退背部脂肪！

髖關節僵硬會讓脊椎失去柔軟度，身體也會因此往前傾。如此一來，我們的肩胛骨就會向外突出，形成圓肩、駝背。駝背會讓背部的肌肉更不容易活動，造成脂肪堆積。這組動作會活動僵硬緊繃的肩胛骨，擊退頑固的脂肪。手臂往下划過地面時，要有意識地讓肩胛骨往下、再往下。

瘦背

做得到的人……

挑戰雙腿懸空

愈難保持平衡，鍛鍊的效果就會愈好。注意別讓腰部往上拱。

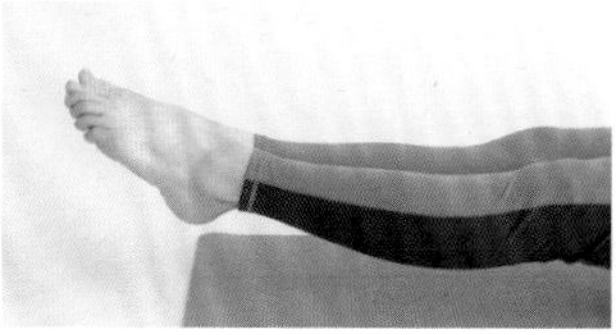

2

雙臂緊貼地面，然後上下移動

吐氣時手臂往下划過地面，吸氣時往上划，如同在地面畫出弧形。做完後換右腳懸空、上下划動手臂。

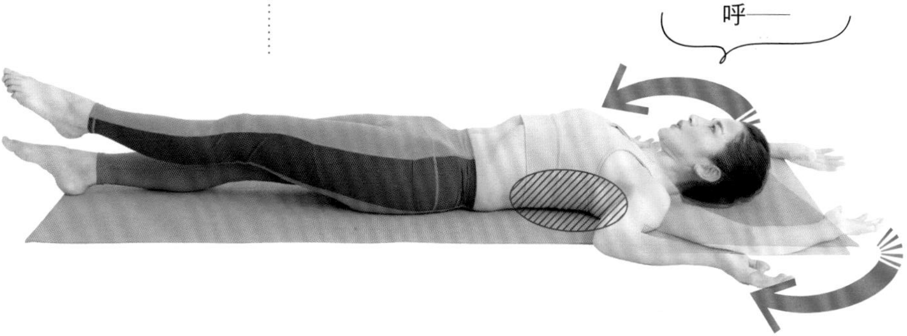

瘦身 Point

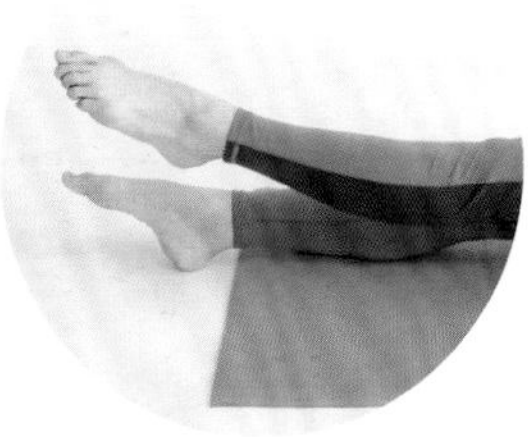

單腳懸空可強化背肌＆平衡力

保持身體平衡，避免骨盆左右搖晃，並注意別拱腰。這樣做可以確實鍛鍊腰部及背部肌肉，也能改善骨盆的左右平衡。

NG

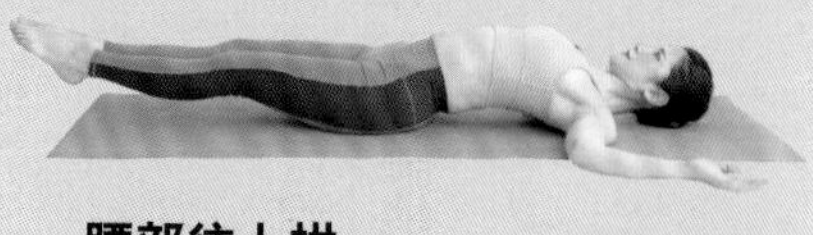

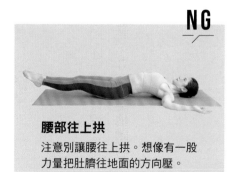

腰部往上拱

注意別讓腰往上拱。想像有一股力量把肚臍往地面的方向壓。

瘦背 *02*

吐氣時將手臂往下拉 5～10次

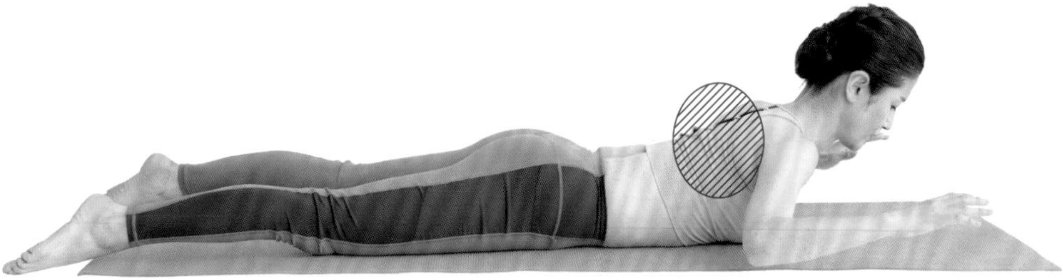

1 趴在地上，手肘彎曲呈90度，並抬起上半身

趴在地上，雙腳打開至略比肩寬，兩邊手肘彎曲呈90度。以下腹部為支點，抬起胸部以上的上半身。

用力收緊後背，刺激沉睡的肌肉！

請用力把背上的肉往中間擠，刺激一下背部肌肉。這組動作最重要的是手掌與手肘的位置。手肘的位置高於手掌的話，背就會往上拱，所以請盡量讓手掌與手肘保持在同樣的水平高度。另外，這個動作不需要把腰部往後折，請試著把恥骨貼緊地面，這樣才能鍛鍊腹部肌肉，也不會造成腰痛。

2 配合呼吸，兩邊手肘往內收

接著以「呼、呼、呼」的方式快速吐氣，每次吐氣就把兩邊手肘往內推，擠壓背上的肉。

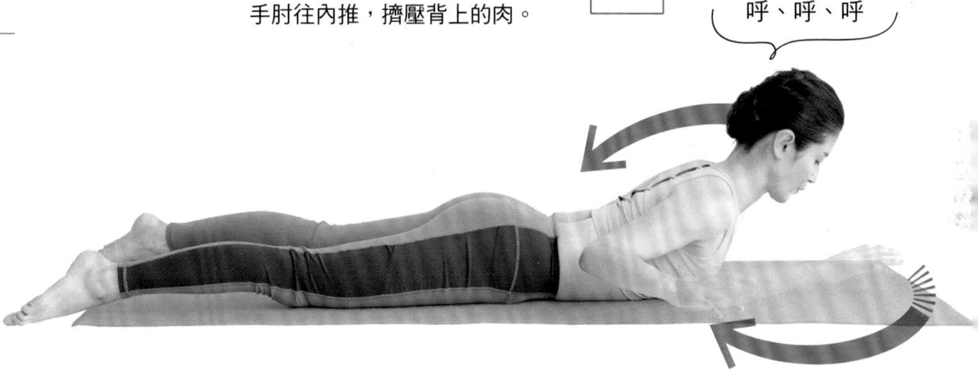

瘦身 Point

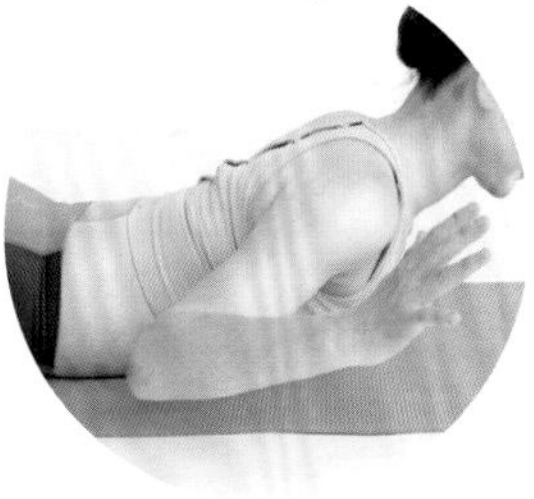

手肘往下沉，自然就能收緊後背

抬起上半身時將兩邊的手肘往下沉，這樣就算是駝背、圓肩的人，也能讓肩胛骨回歸正確位置，矯正姿勢。

NG

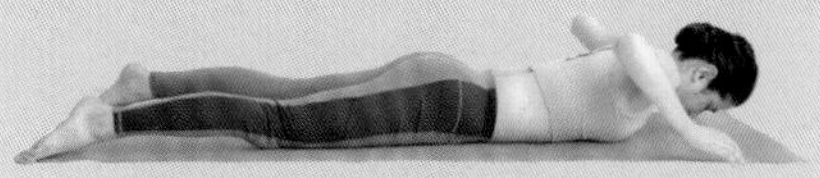

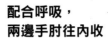

手掌的位置低於手肘

手肘的位置太高就容易拱背，會讓伸展的效果大打折扣。駝背、圓肩的人容易抬高手肘，請多加注意。

瘦手臂 *01*

左右輪流做
5～10次

1 趴在地上，盡量把右手跟左腳伸向遠處

趴在地上，雙手與雙腳伸直，並且稍微張開。一邊吐氣，盡全力把右手與左腳往外伸。

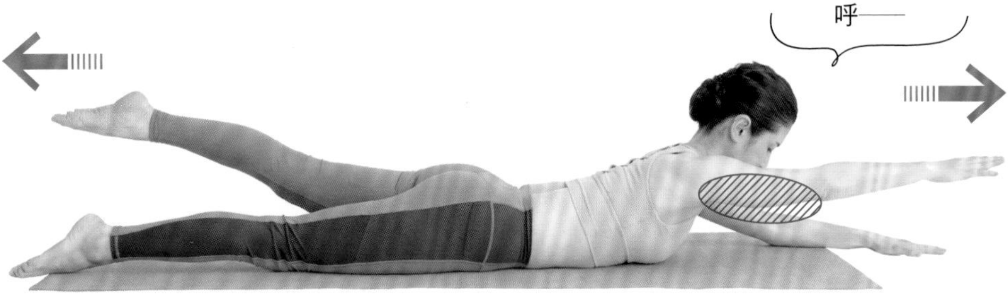

雙手、雙腿向外伸，伸直手臂使肌肉收緊！

多餘脂肪囤積在上臂內側，就會形成蝴蝶袖。雙手放在身前時，通常不會使用上臂內側肌肉。但我們有許多手臂動作都是在身前進行，所以上臂內側易囤積脂肪，且不易消除。若想燃燒蝴蝶袖脂肪，就要舉起雙臂，伸展上臂肌肉。這組動作在伸展髖關節的同時，還會利用雙手、雙腿向外伸展的力量收緊上臂內側，有效拉伸上臂連接的側腹及背部。

盡全力把左手跟右腳往外伸

2

接著換成左手跟右腳，一邊吐氣，盡全力向外伸。左右交叉做5～10次。

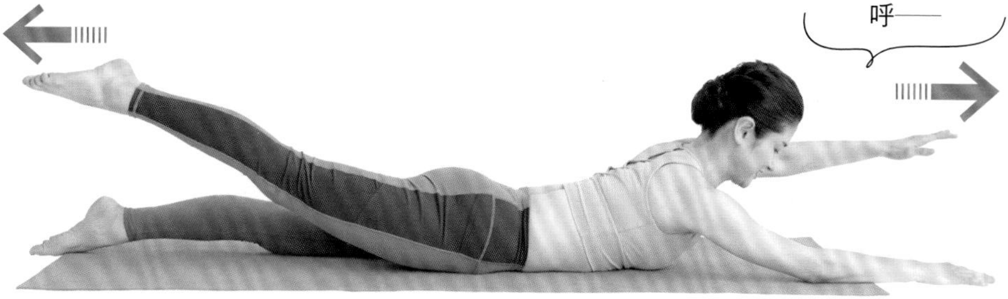

瘦身 Point

以下腹部為支點，伸展並收緊肌肉

想像以下腹部為中心，將手臂跟腿向外伸展。這個動作最重要的就是找一個可以穩定骨盆的支點，這樣能增強拉伸的力量，讓效果更顯著。

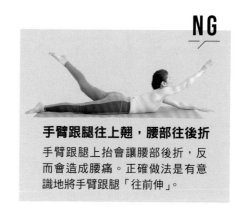

NG

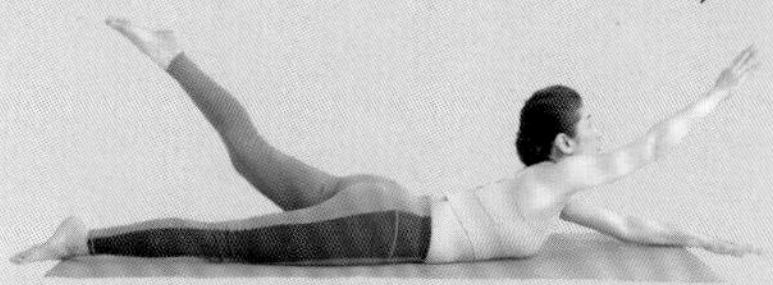

手臂跟腿往上翹，腰部往後折

手臂跟腿上抬會讓腰部後折，反而會造成腰痛。正確做法是有意識地將手臂跟腿「往前伸」。

瘦手臂 *02*

吐氣時往內收
5～10次

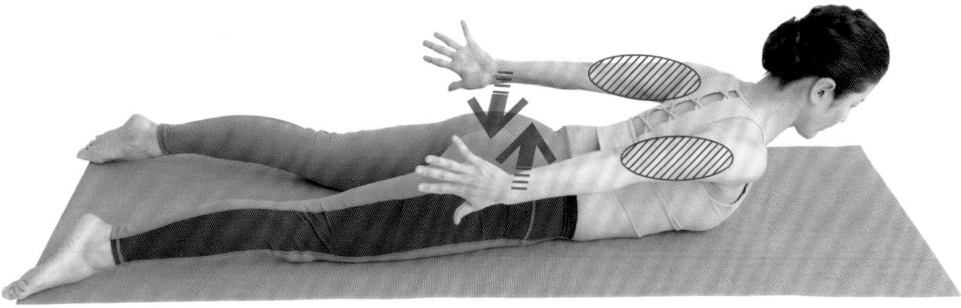

1

抬起上半身，雙手向後伸直

雙腿伸直並微微打開。雙手放在身體兩邊，手心朝內。抬起上半身，盡量將手臂往上抬起，眼睛直視著面前的地板。

用肩胛骨放鬆操打造手臂曲線！

手臂往後抬高時，自然就會拉伸並鍛鍊上臂肌肉。圓肩的人通常習慣身體前傾，因此很難拉開肩胛骨、抬高手臂。我們要放鬆肩胛骨周圍的肌肉，讓活動性變差的肩胛骨回歸原位，增加手臂的可動範圍。沒辦法把手臂往後抬高也無妨，盡量固定在身體兩側即可。抬起手臂後，要用力讓兩邊手掌靠近。這個動作也能有效消除肩胛骨周圍的贅肉。

有困難的人……

可以在心窩處墊一條毛巾

難以抬起上半身，可以把摺疊好的毛巾墊在心窩處，這樣動作時就會輕鬆一點。

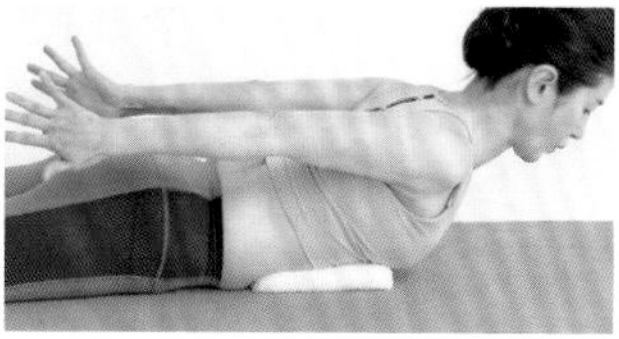

2

配合吐氣節奏，把手臂往內收

以「呼、呼、呼」的方式快速吐氣，吐氣的同時把伸直的手臂往內收。

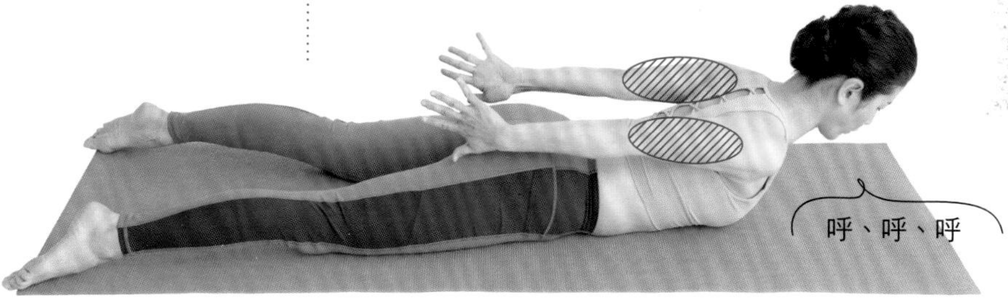

瘦身 Point

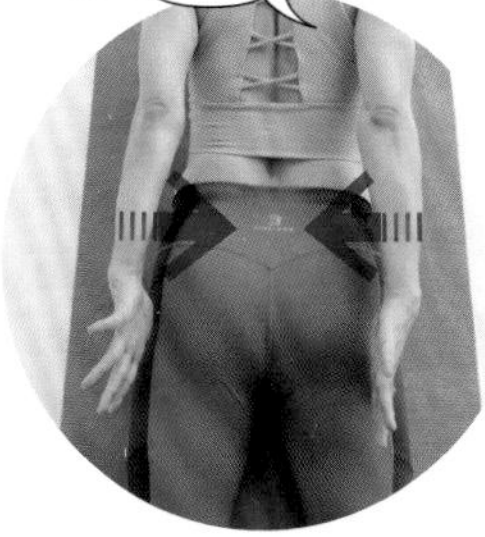

想像雙手扶著一顆球

手臂往內收的時候，想像兩手之間有一顆彈力球，手掌用力地擠壓這顆球。

NG

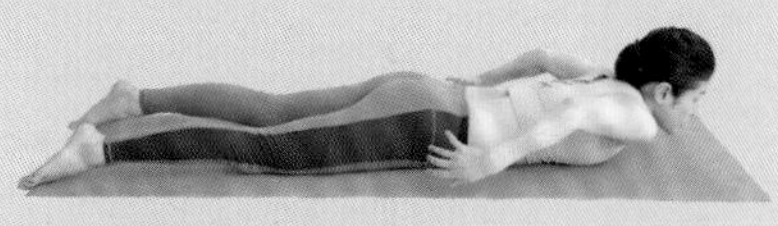

手臂彎曲，聳肩縮頸

手臂彎曲將無法鍛鍊上臂肌肉。聳肩縮頸、抬下巴、肩膀內扣等也是常見的NG姿勢，無法正確拉伸。

瘦臉、消除雙下巴 & 頸紋 *01*

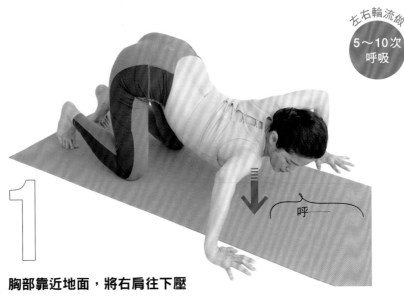

左右輪流做

5～10次 呼吸

1

胸部靠近地面，將右肩往下壓

採四足跪地姿勢，膝蓋要在髖關節的正下方，雙手打開至略比肩膀寬。盡量將手肘彎曲至90度，一邊吐氣，一邊將右肩往下壓。

矯正頭部位置，消除雙下巴！

髖關節僵硬會造成脊椎歪斜，形成胸椎（肩胛骨附近的脊椎）後突的駝背姿勢。一旦駝背，頭就會往前伸，脂肪就容易堆積在往前突出的下巴。這組動作會把後突的胸椎往回壓，調整根本的脊椎問題。讓脊椎恢復S形曲線、臉回到原本位置，才能瘦出漂亮的下巴線條！

2

保持胸口貼近地面的姿勢，再將左肩往下壓

保持胸口貼近地面的姿勢，同樣一邊吐氣一邊下壓左肩。肩膀下壓時有意識地讓手肘的位置保持不動。

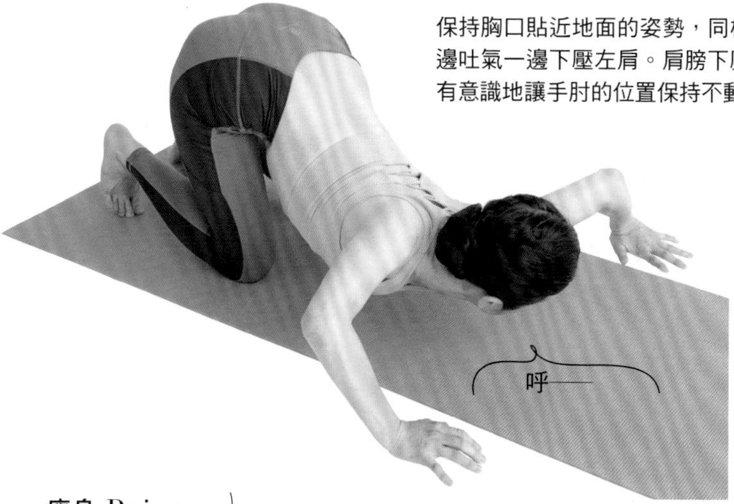

瘦身 Point

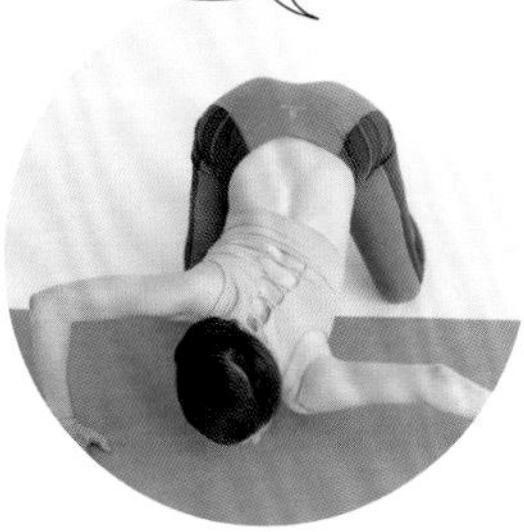

刺激淋巴結，排出體內老廢物質

重複下壓肩膀與拉伸腋下可刺激腋下淋巴結，改善血液及淋巴循環，加速老廢物質代謝，消除水腫。

NG

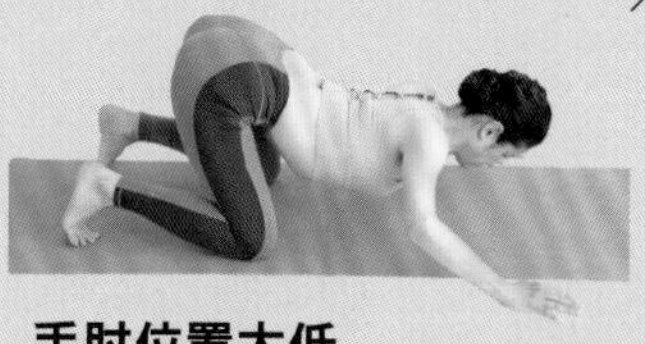

手肘位置太低

注意手肘彎曲的角度。讓手肘位置保持在固定的高度，後突的胸椎才會更容易動起來。

瘦臉、消除雙下巴 & 頸紋 *02*

左右各做
5～10次

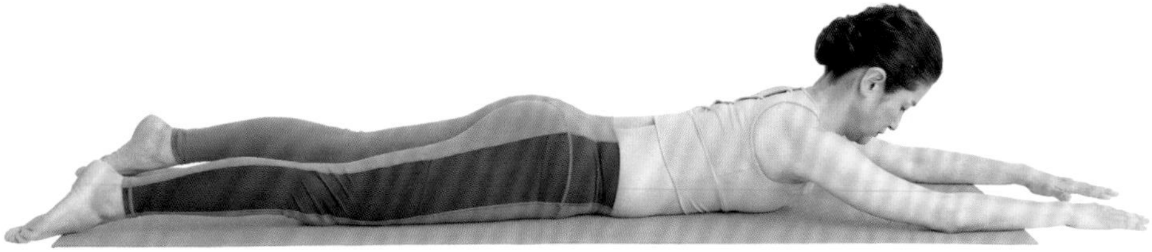

趴在地上，
雙手雙腳伸直

1

趴在地上，雙手往前伸直。雙腳伸直，打開至略比腰寬。慢慢地讓胸部以上的上半身離開地面。

恢復背肌彈力，改善下垂臉部肌肉！

背部僵硬緊繃的話，負責將頭部往後拉的背部肌肉會愈來愈無力。頭部失去往後拉的力量，臉就會往前突出，下巴與頸部的肌肉也會跟著變鬆垮，導致脂肪堆積，是形成雙下巴、頸紋的主要原因。所以，常常使用背部肌肉，使肌肉恢復彈力，就能拉提臉部肌肉。頸部力量不足而無法抬起頭的人，可以把摺疊好的毛巾墊在胸前或下巴，輔助身體出力。

2

手臂輪流畫半圓，大幅度轉動肩胛骨

以肩胛骨帶動手臂，雙手輪流沿著地面在身體兩側畫半圓。吐氣時手臂往下划。

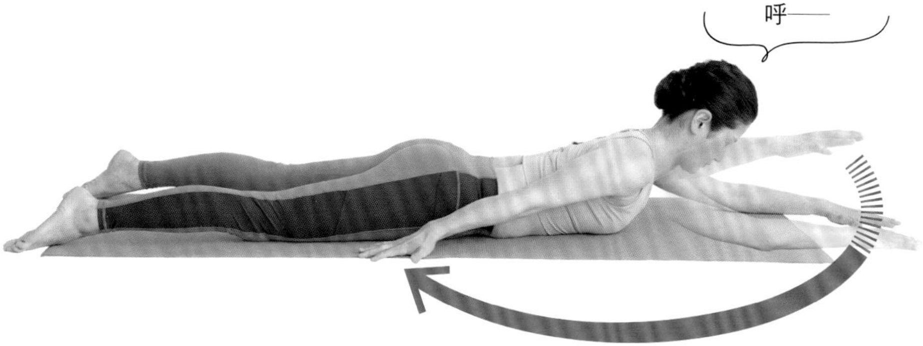

瘦身 Point

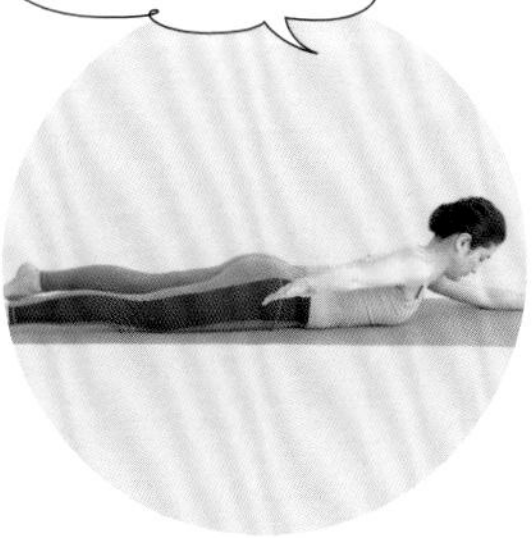

恥骨緊貼地面，伸直雙臂與雙腿

將身體想像成中心軸。腹部不出力會讓全身搖晃，一定要讓恥骨緊貼地面。

NG

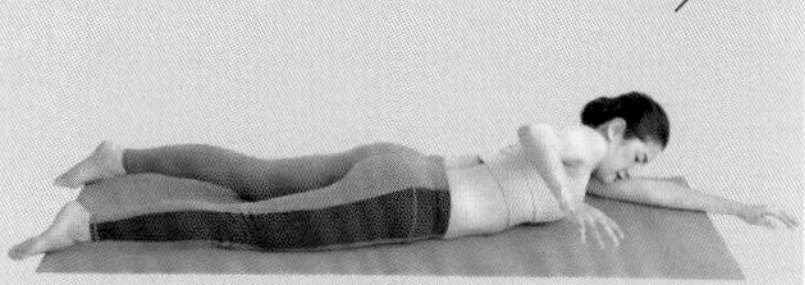

聳肩且手肘彎曲

駝背者易聳肩縮頸，請務必保持肩膀下壓、頸部伸直的姿勢。雙手往下划時，也要保持手臂伸直。

不同性格的堅持祕訣

瞭解自己的特性，持續享受塑身樂趣！

減肥及塑身的最大難關就是「持之以恆」。正在看這本書的你，肯定也有過「這次一定要成功！」的決心，卻還是半途而廢，體重再度反彈。

不過，我們之所以無法堅持減肥，並不是因為意志不堅定或是不夠努力，只是不曉得適合自己的減肥方式以及如何維持減肥的動力罷了。

這個世界上存在著五花八門的減肥法，例如：減肥王道的「記錄減肥法」。這種減肥法很適合喜歡按照計畫表完成任務的人，但不適合討厭被框架束縛的人。

瞭解自己的特性、價值觀以及強項，才能知道自己應該怎麼制訂目標、適合用什麼樣的方式執行。因此，我劃分了4種性格類型，分別給予不同的建議。每種類型都有各自適合的堅持方式，請各位務必參考看看。

只要瞭解自己的性格，我們的心情就會舒服一些，降低「持之以恆」的難度。

（思考型）

- □ 習慣俯瞰事物的樣貌
- □ 重視理論與現實，經常忽略自己的心情
- □ 重視邏輯，因此容易發現人的矛盾之處
- □ 理論重於情感，重視一貫性、規則
- □ 富有責任感，做事貫徹始終

（感性型）

- □ 擔心自己的言行對他人造成影響，在意對方的心情
- □ 無意識地以言語稱讚他人
- □ 會體察旁人的心情，因此意志不堅定
- □ 情感絕對優先於理論
- □ 覺得得到他人的感謝是一件值得的事

瞭解自己的性格！

請將本頁當中符合自己的項目打勾，
以打勾數量最多的類型為參考。
打勾數量一樣的話，就看哪一種性格的建議更符合自己的心情。

（前瞻型）

- □ 由字義或物品聯想相關的事物
- □ 重視新的發想、靈感
- □ 注重對整體的掌握，不在意細枝末節
- □ 喜歡以圖像的方式進行理解並換個方式表達
- □ 喜歡感受無形的世界，並連結至未來的可能性

（實際型）

- □ 注重親眼可見的事物、有形的世界
- □ 喜歡能夠實踐的想法
- □ 想法務實，思考新事物時也會依照從前的經驗
- □ 注重對細節的掌握，忽略事物的整體
- □ 以五感探索世界，享受「當下」與「現實」

「喜歡或討厭」的想法是關鍵

感性型

受挫時就想像一下變美之後的自己！

這類型的人很重視自己的心情，是否喜歡減肥將影響減肥的動力。就算經常只有3分鐘熱度也無妨，受挫時就想像一下自己想要的身材，告訴自己：「減肥成功後，也許其他人都會誇讚我瘦得很好看。」等等。當心裡接受減肥這件事，就會恢復減肥的動力。其實，會翻開這本書就是你「喜歡」減肥的最好證明。當減肥行動打破3分鐘熱度後，不妨也稱讚一下自己吧！

為現在、為這一瞬間努力！

實際型

喜歡固定作息，在生活中融入伸展操！

這類型的人喜歡享受當下、享受驚心動魄的減肥行動。不過通常只會在意眼前的體重、卡路里等數值，一旦數值不理想就會忘記最初的目標，心想：「我現在為什麼要做這些事？」失去減肥的動力。這類型的人習慣固定的生活作息，可以試著把減肥時間固定在晚上睡前或早上起床後，只要在規定時間內持續做，就不會覺得有壓力，就像每天都要刷牙一樣，也讓瘦身成為習慣吧！

最喜歡數據、資訊及理論♥

思考型

一步一步完成目標，會讓人更有動力！

這類型的人非常重視理論，最喜歡數據、資訊、解剖學等等。若是認同減肥瘦身法的理論，就會實際地付諸行動，而且也會持續執行。此外，這類型的人喜歡付出以後收獲成果。但目標設得太高，就會覺得難以看見成果。因此，建議將大目標切割成一個個小目標，好讓成果更容易顯現。只要正確執行、不放棄地堅持下去，一定會得到與努力相應的成果。

對於自己未來的模樣感到興奮雀躍

前瞻型

將塑身的好處可視化，找回減肥動力！

這類型的人只要在腦海裡想像未來的樣子，就會感到很快樂。一旦決定減肥，就會進入專心減肥模式，很快就能看到成果。不過也有個毛病，那就是容易對事情感到厭煩，不喜歡每天持續做同一件事。失去減肥動力時，可以試著寫出減肥後的好處，以視覺方式呈現。這樣做就會去思考自己應該怎麼做比較好，具體瞭解自己與目標的距離後，便能找回消失的高昂鬥志，重新出發！

CHAPTER 04

家裡就是整體院

改善不適的髖關節伸展操

脊椎為血液及淋巴液的通道，只要放鬆與脊椎相連的髖關節，就能通過肌肉、筋膜及自律神經，讓身體愈來愈有活力。身體出現不適時，及早解決問題所在才是最重要的事。

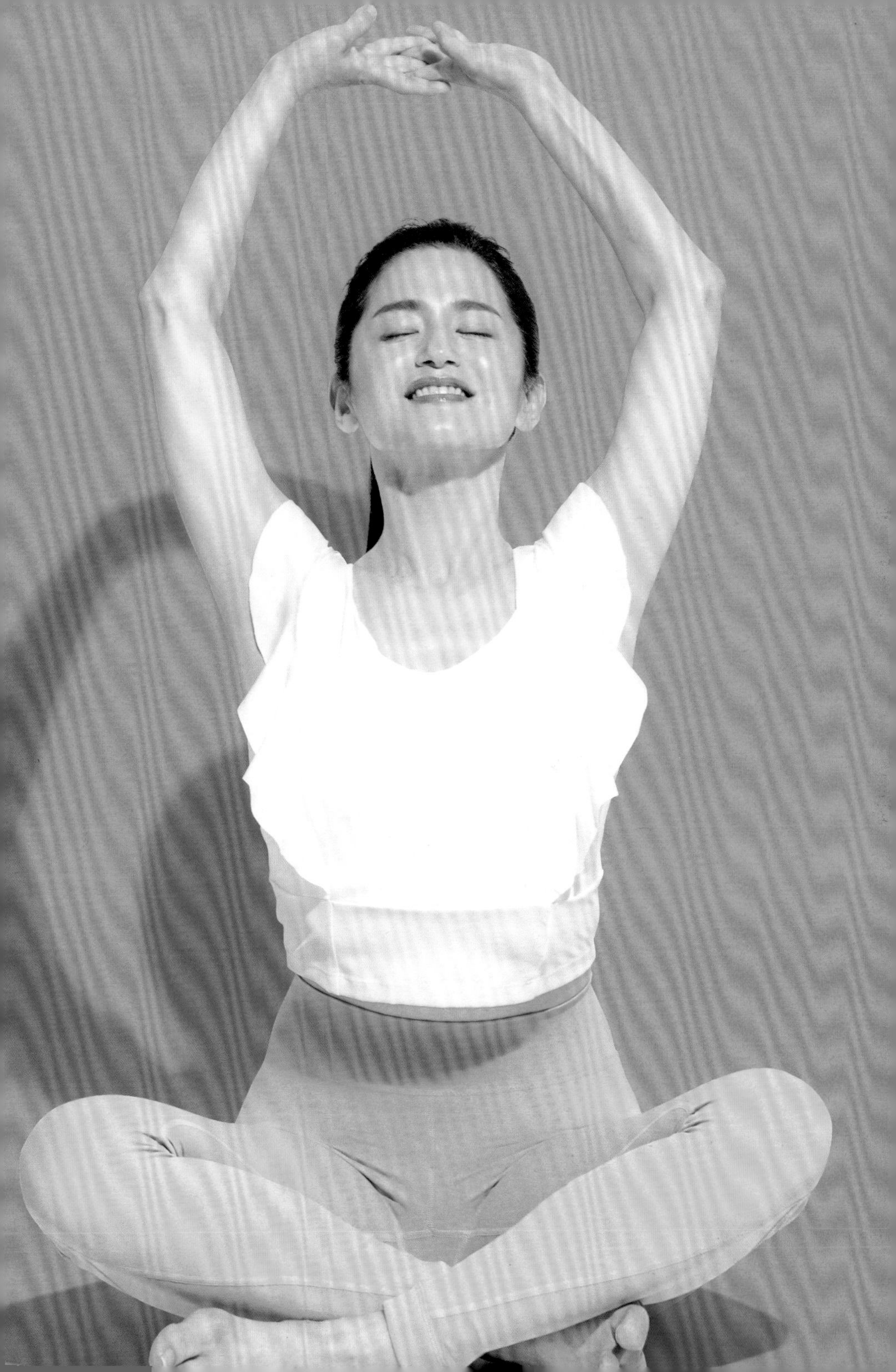

改善腰痛

提升柔軟度及肌力，保養腰部也預防腰痛！

有腰痛問題的人，髖關節及臀部肯定也非常僵硬。一旦髖關節僵硬且活動性變差，腰部肌肉就要承受更多負擔。不僅如此，還會讓原本支撐腰部的臀肌無法發揮作用，骨盆的位置也會產生偏移。所以我們要透過髖關節外旋的動作放鬆深層肌肉，同時利用腳底蹬牆的力量來提升臀部肌力。肌肉具備保護腰部的力量，不僅能達到舒緩效果，也能預防腰痛，可謂一箭雙雕。

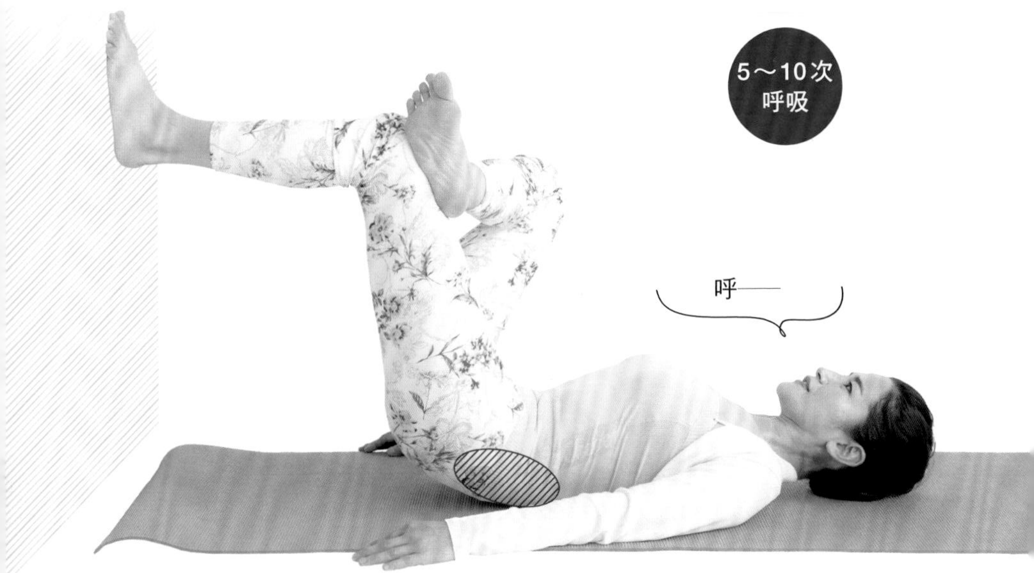

1 左腳底貼著牆壁，右腳踝擱在左大腿上

採仰躺姿勢，左腳底貼牆，左腿的髖關節及膝蓋呈90度彎曲。右腳踝擱在左大腿上，右膝蓋朝外。吐氣時抬臀。

POINT

以牆面代替教練的輔助

這個動作本來要由教練在一旁輔助，不過以腳蹬牆面代替教練輔助也能得到同樣效果。腳底用力蹬牆能讓下腹部更容易出力。

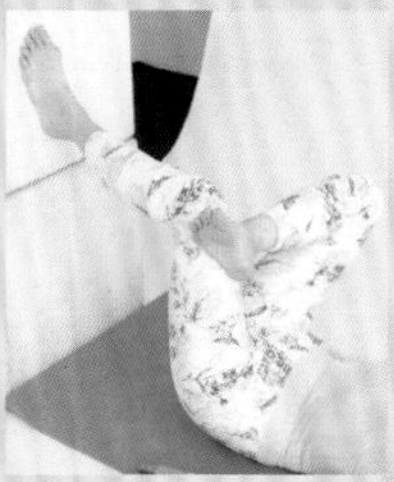

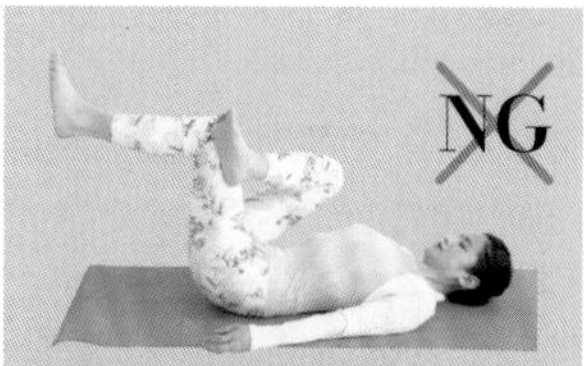

膝蓋未確實朝外

膝蓋朝外是髖關節平時少做的外旋動作，可藉此增加髖關節的可動範圍。

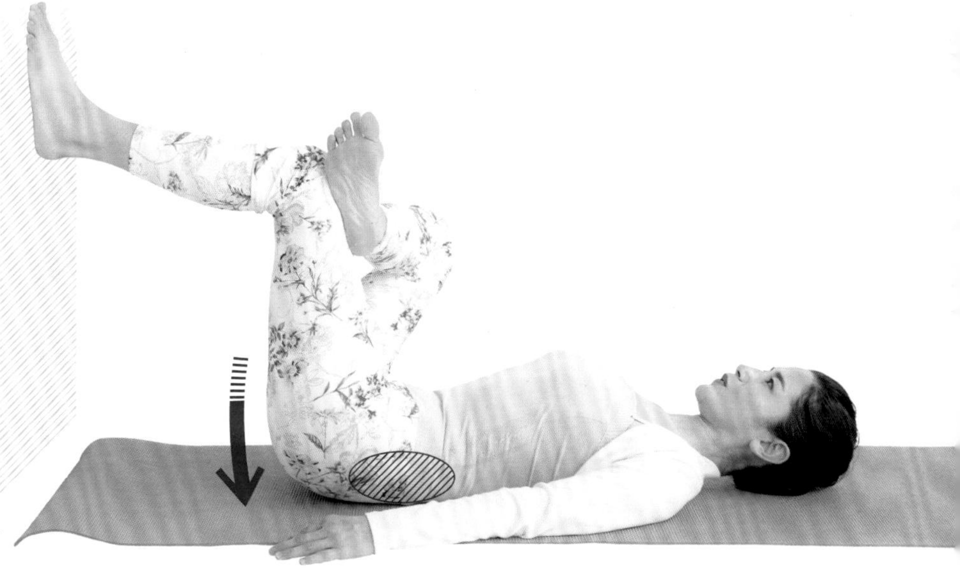

2 吸氣時用力蹬牆，將臀部放下

左腳用力蹬牆，吸氣時將臀部放下。做完左邊再換右邊。

改善肩頸痠疼

放鬆肩胛骨周圍發脹的肌肉！

肩頸痠疼是因為肩胛骨及脊椎周圍的肌肉緊繃。身體前傾會讓脊椎及肩胛骨的活動性變差，導致周圍肌肉緊繃。我們可以透過扭轉身體把手臂往後拉，矯正歪斜脊椎，並放鬆背後及肩胛骨周圍的肌肉。關鍵在於盡可能不要聳肩，才能發揮良好效果。假如真的控制不住聳肩，可以將手臂放低一點。手臂往下划時，請想像將脖子拉長。

左右各做 5次

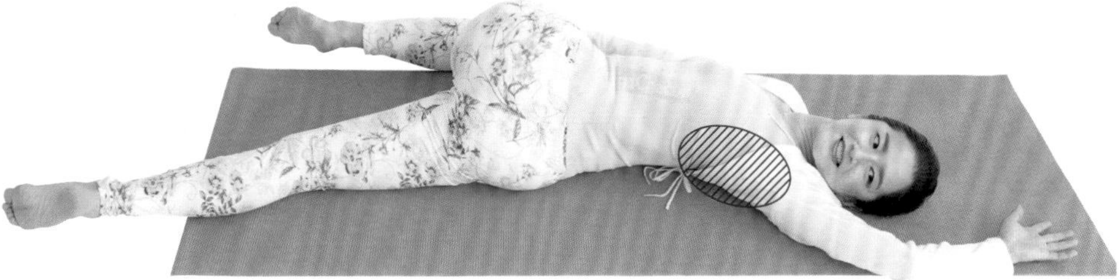

1 左邊膝蓋往身體右邊壓，胸口依舊朝向天花板

採仰躺姿勢，轉身使左腿碰身體右邊地板，膝蓋彎曲呈90度，右手壓住膝蓋。胸口朝天花板，左手臂舉高超過頭頂，保持手肘微彎，手背貼地。臉轉向左邊。

POINT

「肩膀下沉」再抬起與放下手臂

聳肩就完全無法活動到要放鬆的肌肉，所以手臂抬高與放下時都要以肩胛骨為起點，想像自己正把脖子拉長。

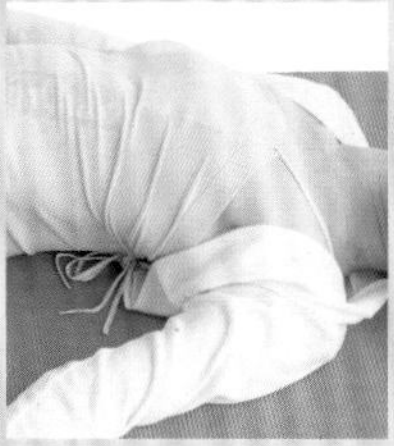

有困難的人……

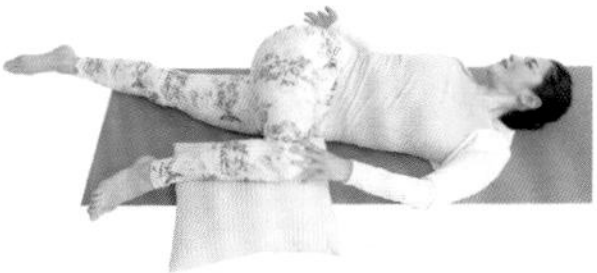

用毛巾墊高膝蓋

覺得身體扭轉的姿勢很不舒服的話，可以用毛巾、靠枕、坐墊等物品墊高膝蓋。

2 左手臂往下划過地面，像在畫弧形

吐氣時左手臂往下划過地面，像畫一個弧形。做完左邊再換右邊。

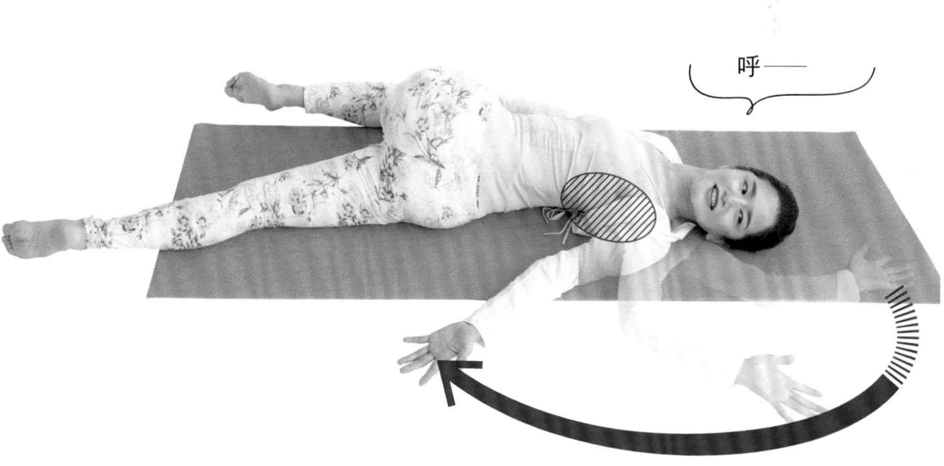

改善膝痛

鍛鍊膝蓋周圍的肌肉，防止膝蓋疼痛！

膝蓋擅長彎曲與伸直的「上下活動」，卻很不會「左右活動」。但是當髖關節僵硬的時候，膝蓋又容易內旋或外旋，進而引起膝蓋疼痛。若要保護膝蓋，不僅要保持髖關節的柔軟度，還必須加強膝蓋周圍肌肉的力量。這個動作可以同時鍛鍊到所有支撐膝蓋的肌肉，不僅能舒緩疼痛，還能讓膝蓋不易疼痛。

左右各做

3～5次呼吸

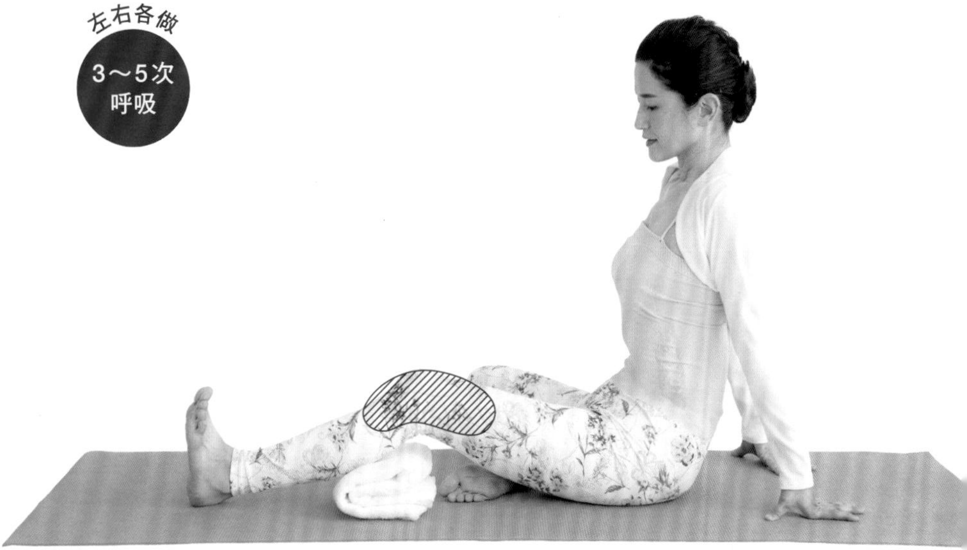

1 坐在地上，並將摺疊好的大浴巾墊在左邊膝蓋下

坐在地上，左腿往前伸直，將摺疊好的大浴巾墊在膝蓋下。右腿膝蓋彎曲朝外，雙手撐著背後的地板。

POINT

膝蓋用力往下壓，讓腳跟離開地面

重點在於膝蓋下壓毛巾的力道要能讓腳跟離開地面。習慣後可以把雙手放在身體兩邊，提升肌肉鍛鍊的效果。

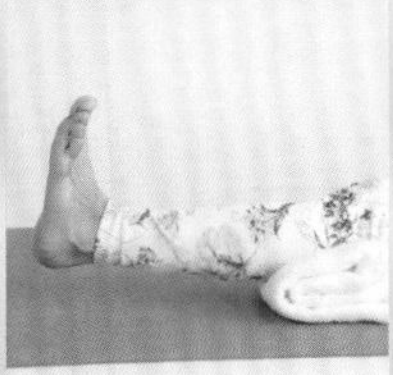

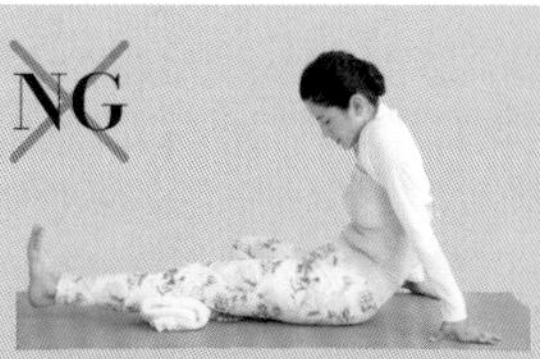

NG

腹部未出力，腰未挺直

彎腰會限制髖關節的活動，這樣就沒有鍛鍊的效果了。腰挺不起來的話，可以把背靠著牆壁。

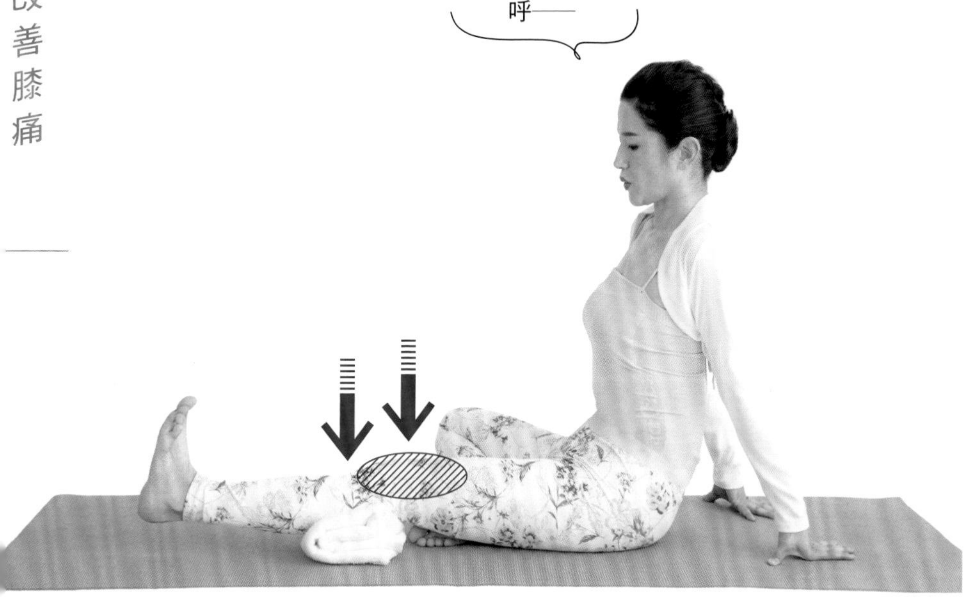

2

吐氣時用膝蓋後側把毛巾往下壓

背部與腰部挺直，吐氣時用左邊膝蓋後側把毛巾往下壓。做完左邊再換右邊。

改善O型腿

矯正髖關節、強化臀肌，擺脫O型腿！

O型腿的形成原因在於髖關節僵硬導致的姿勢不良，以及臀部肌肉無力。臀部肌肉無力會讓骨盆歪斜，並讓腿骨難以維持在正確位置上。再加上年紀增加以及運動不足，也會讓腿部的肌肉退化、髖關節的可動範圍變窄，導致O型腿的情況惡化。O型腿不只看起來不美觀，還會造成膝蓋疼痛等問題。請各位一起來矯正髖關節、強化臀部的肌肉吧！

左右各做 5～10次

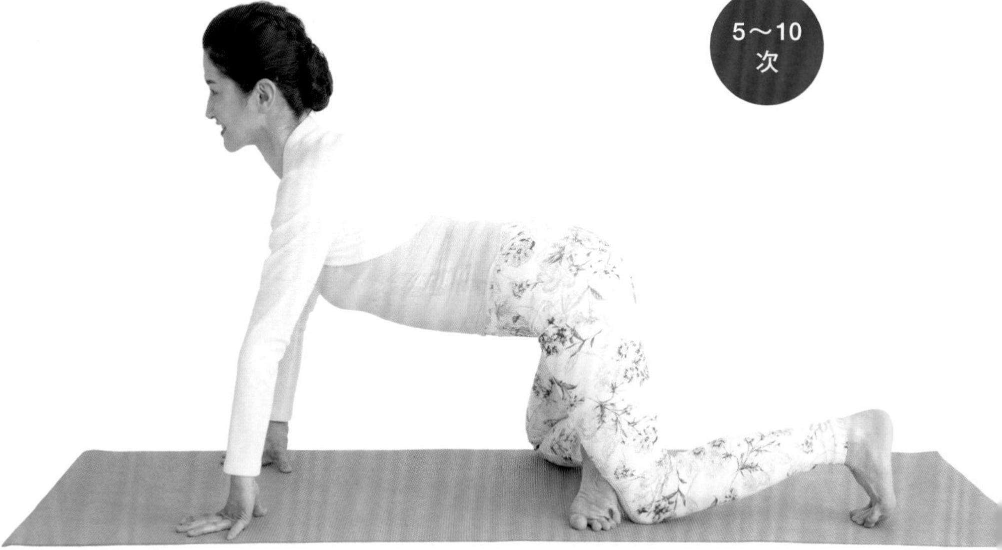

1 採四足跪姿，右膝朝外，右腳放在左膝前方

右膝朝外，將右腳放在左膝前方。

POINT

右膝確實朝外

盡量讓右膝完全朝外，才能真正使髖關節外旋。以右腳固定住左膝，就可以將左膝當成動作的支撐點，更有效率地活動髖關節。

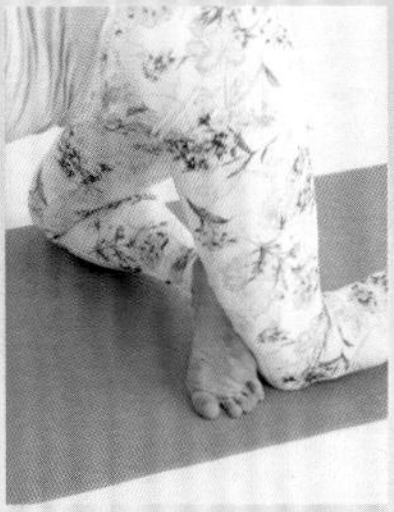

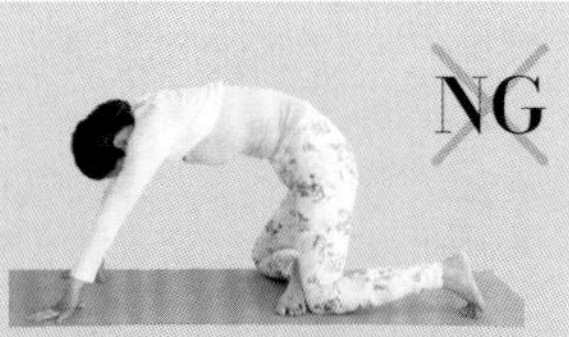

頭往下垂，腹部不出力

頭往下垂且腹部不出力的話，就沒辦法真正打開髖關節。請直視前方，並且用力收緊腹部。

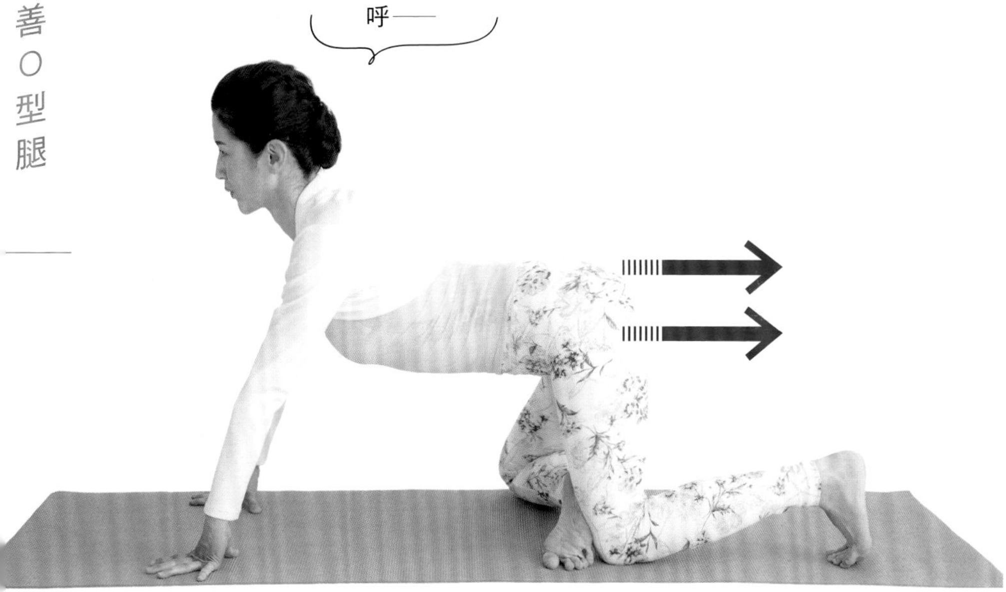

2

以左膝為支撐點，將臀部往後移動

吐氣時將臀部往後移動。做完右邊再換左邊。

改善骨盆歪斜

左右活動髖關節，放鬆臀部的深層肌肉！

接著要徹底活動臀部最深層的肌肉。做這個動作時，要盡量保持腳跟位置不動，不過應該滿多人會沒辦法做到。覺得困難的人，可以讓往前伸的腿稍微彎起膝蓋，或調整一下腳跟位置，然後專注於抬起與放下膝蓋的動作。用心做這個動作的話，就會感覺到臀部深層的肌肉正在拉伸。

左右各做
5～10次

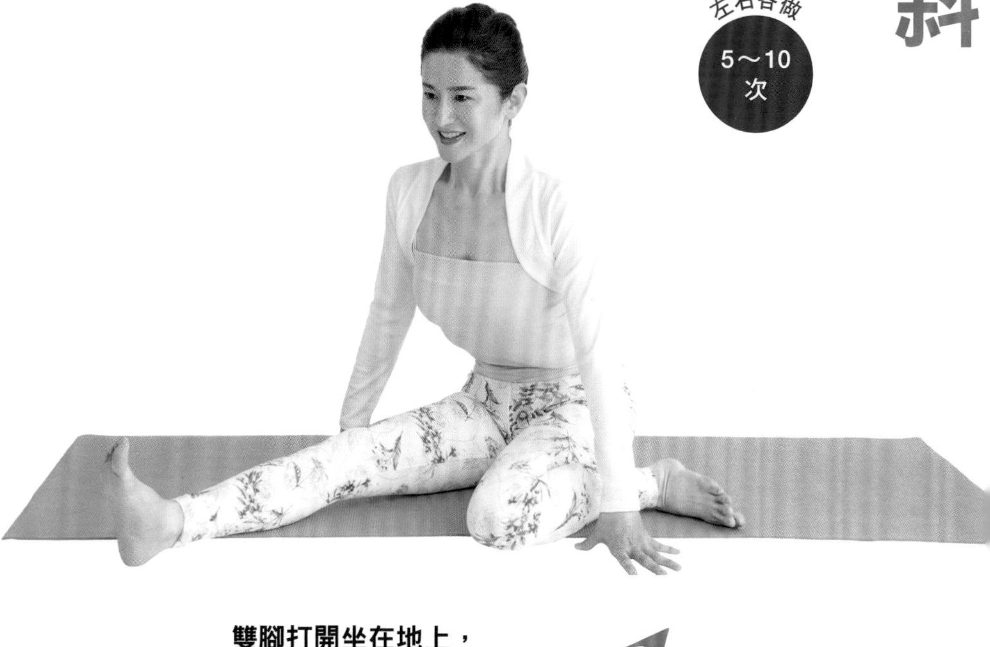

1 雙腳打開坐在地上，左腳往後彎

拉伸臀部的肌肉，就能防止骨盆後傾。左膝彎曲，小腿往後放，讓腳底朝外。

POINT

動作比較不順的那邊可以多做幾次

這個動作也可以確認髖關節內旋與外旋的狀況。動作比較不順的那邊可以多做幾次，這樣就能矯正骨盆歪斜，效果會更好。

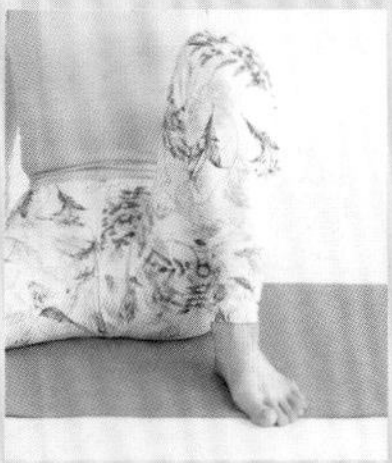

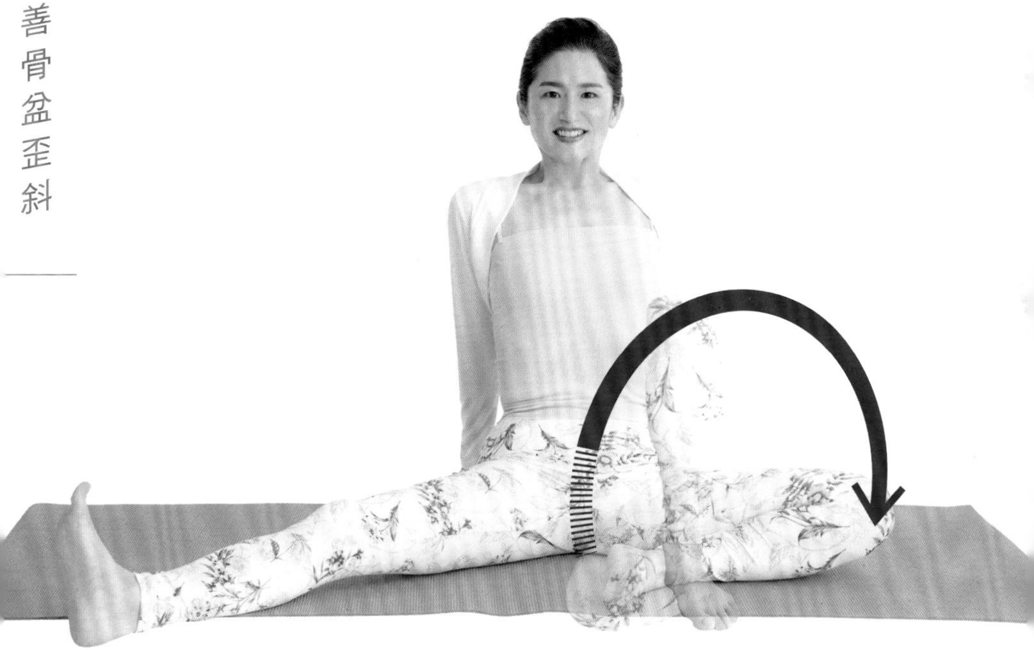

2

以腳跟為中心，
膝蓋輪流往內、往外壓

以左腳跟為中心，將膝蓋往外壓到底。接著再將膝蓋往內壓，然後往外壓。做完左邊再換右邊。

消除水腫

抬腳就能立即緩解，養成睡前抬腳的習慣！

身體水腫代表體內的血液或淋巴液出現停滯。我以前也對身體水腫的問題視而不見，直到某天才驚覺水腫沒有消退，身體就會顯得又腫又胖。那時我才真正體悟到，每天進行保養有多麼重要。這組動作會透過抬腳，促進身體排出囤積的老廢物質。大腿根部是淋巴結所在的位置，必須確實地活動這個部位。另外，這組動作還會帶動腳踝，促進體內循環。

5～10次

1

採仰躺姿勢，雙腳打開

雙腿抬高並伸直，然後往外張開。膝蓋可以稍微彎曲。

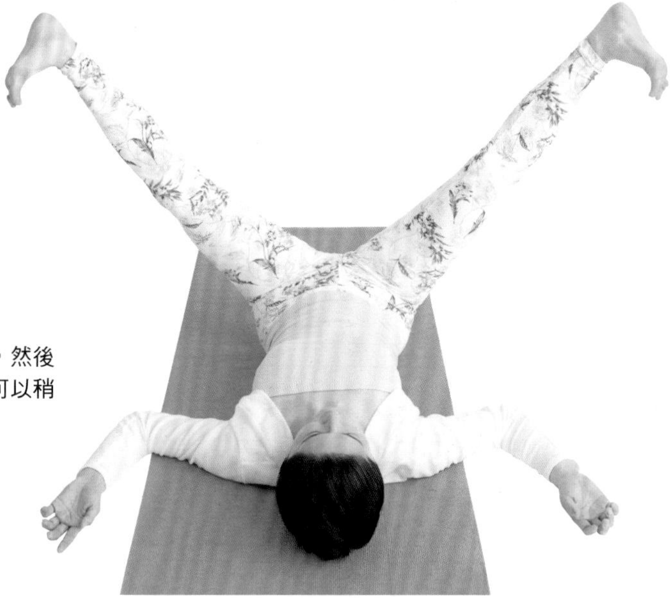

POINT

腳尖與膝蓋的方向一致

雙腿在空中繞圈時一定要從髖關節開始繞，而且腳尖與膝蓋要朝同一個方向。

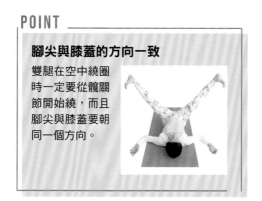

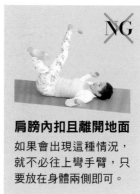

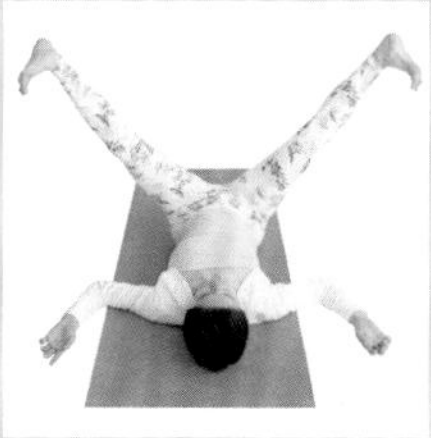

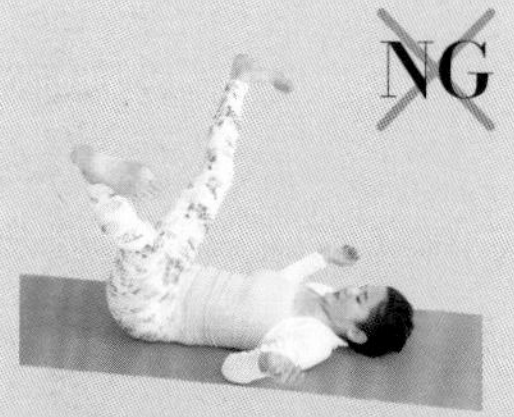

肩膀內扣且離開地面

如果會出現這種情況，就不必往上彎手臂，只要放在身體兩側即可。

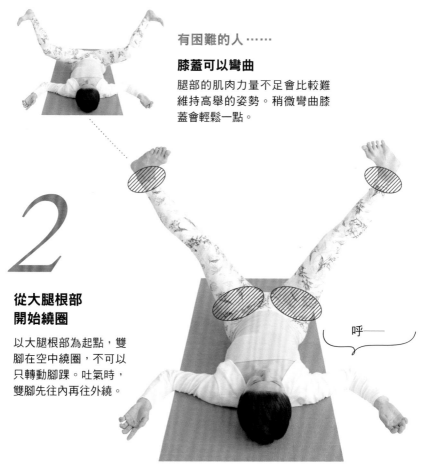

有困難的人……

膝蓋可以彎曲

腿部的肌肉力量不足會比較難維持高舉的姿勢。稍微彎曲膝蓋會輕鬆一點。

2

從大腿根部開始繞圈

以大腿根部為起點，雙腳在空中繞圈，不可以只轉動腳踝。吐氣時，雙腳先往內再往外繞。

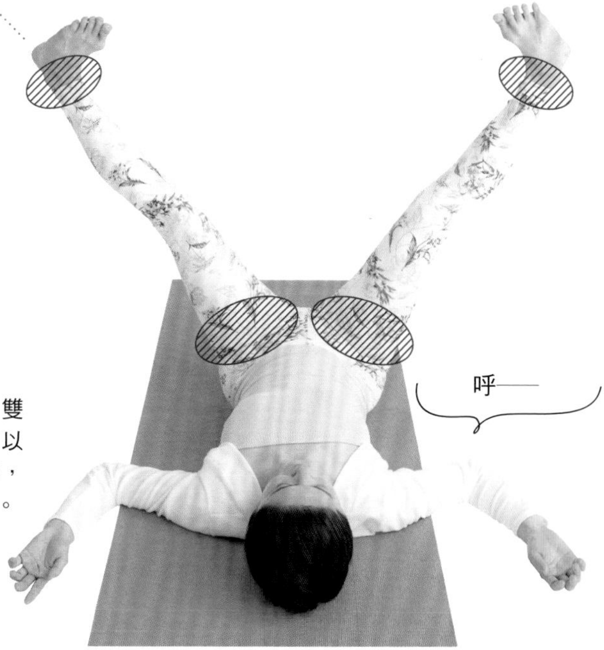

改善冷底體質

鍛鍊雙腿內側肌肉，打造不怕冷易瘦體質！

想要不怕冷，可以常吃一些能讓身體發熱的食物，薑就是很好的發熱食材。不過，身體發熱以後要維持熱度，就是肌肉負責的事情了。所以，除了注意飲食，還要鍛鍊身體肌肉，才能擺脫冷底體質。尤其是鍛鍊雙腿內側的肌肉，就能從根本改善怕冷的體質。抬腿不僅可以促進血液循環，還能刺激下半身的肌肉。身體怕冷就容易囤積脂肪，所以這麼做也能達到減肥的效果。

5～10次

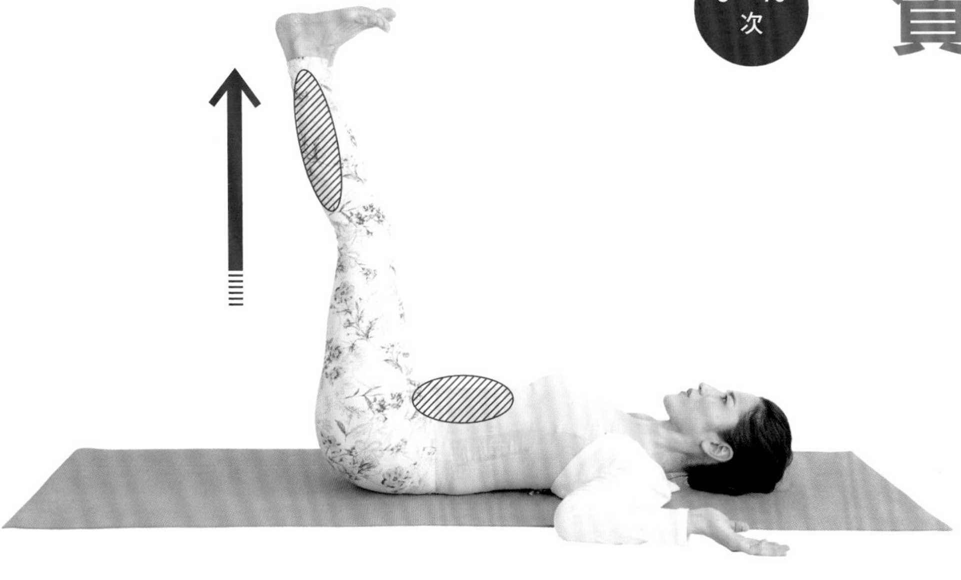

1

採仰躺姿勢，
雙腳併攏抬高

腳背往下壓，讓腳跟朝向天花板。
膝蓋可以放輕鬆彎曲。

POINT

腳跟要朝向天花板

一定要把腳背往下壓，讓腳跟朝向天花板，這樣才會拉伸雙腿內側的肌肉。這時應該會覺得小腿肚到臀部一帶都非常緊繃。

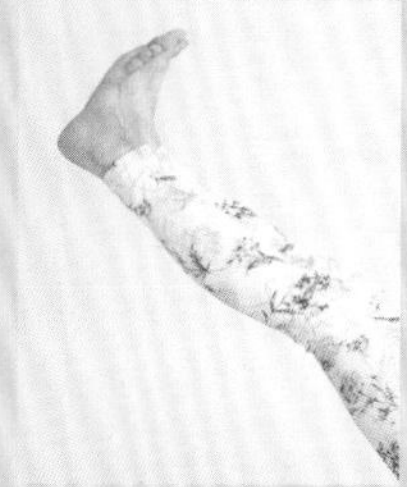

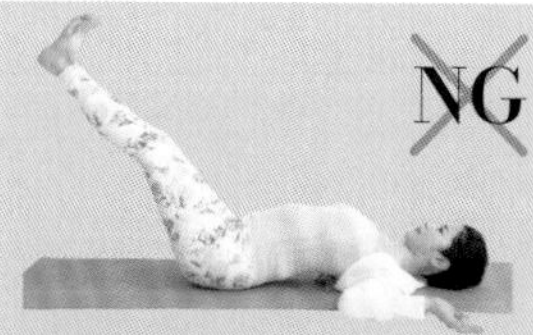

腹部未出力
且腰部向上拱

忍不住拱腰的人可以稍微彎曲膝蓋，降低動作幅度。想像把肚臍往地面的方向壓，讓腰貼緊地面。

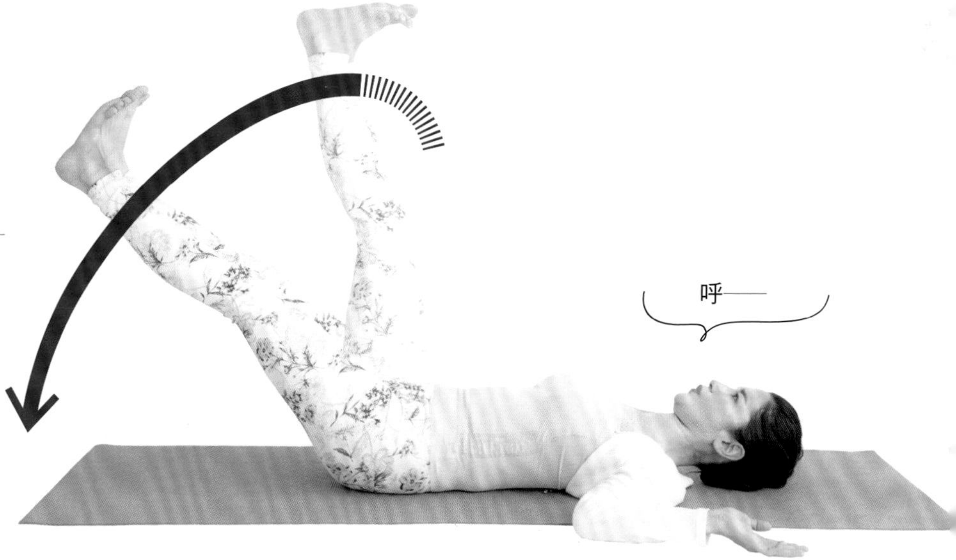

2

雙腿保持伸直的狀態往下放，
注意不要拱腰

吐氣時腹部保持用力，慢慢地放下雙腿，吸氣時回到原來的動作。

改善及預防漏尿

最重要的就是骨盆底肌群的彈性！

各位打噴嚏時會不小心漏尿嗎？漏尿是許多女性的困擾，其原因是髖關節僵硬造成骨盆底肌群失去彈性。骨盆底肌群位於骨盆底部，支撐著內臟器官，並控制尿液與經血不隨意外漏。若是失去彈性，不僅會漏尿，還會導致內臟下垂及隨之而來的子宮脫垂、腸脫垂。希望各位都能恢復對骨盆底肌群的控制力，過著舒適自在的每一天！

5～10次

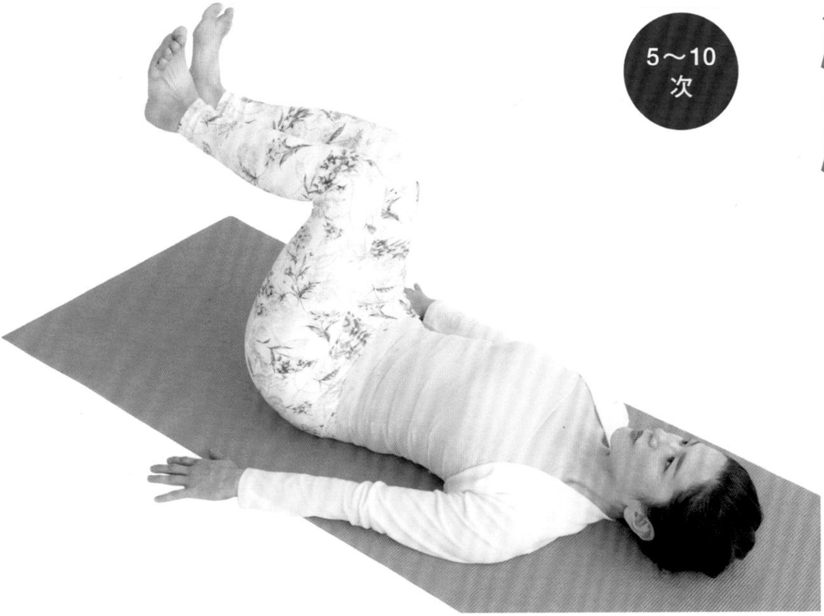

1

雙腿抬高並彎曲膝蓋，腳跟併攏

採仰躺姿勢，抬高雙腿並彎曲膝蓋。腳跟併攏，腳尖微向外。

POINT

確認膝蓋朝外時是否收緊肌肉

膝蓋併攏時，陰道跟臀部都會有緊繃的感覺。膝蓋打開時，請繼續保持這股緊繃感，堅持做完這組動作。

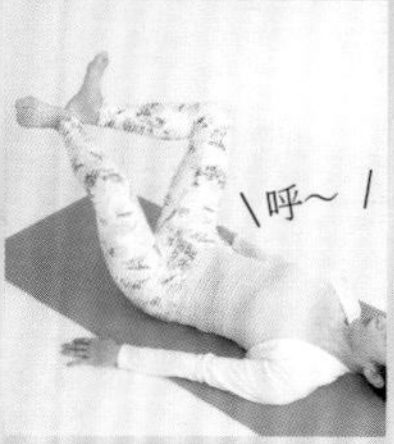

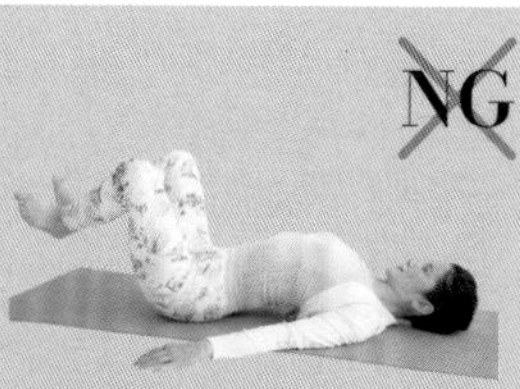

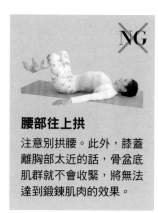

腰部往上拱

注意別拱腰。此外，膝蓋離胸部太近的話，骨盆底肌群就不會收緊，將無法達到鍛鍊肌肉的效果。

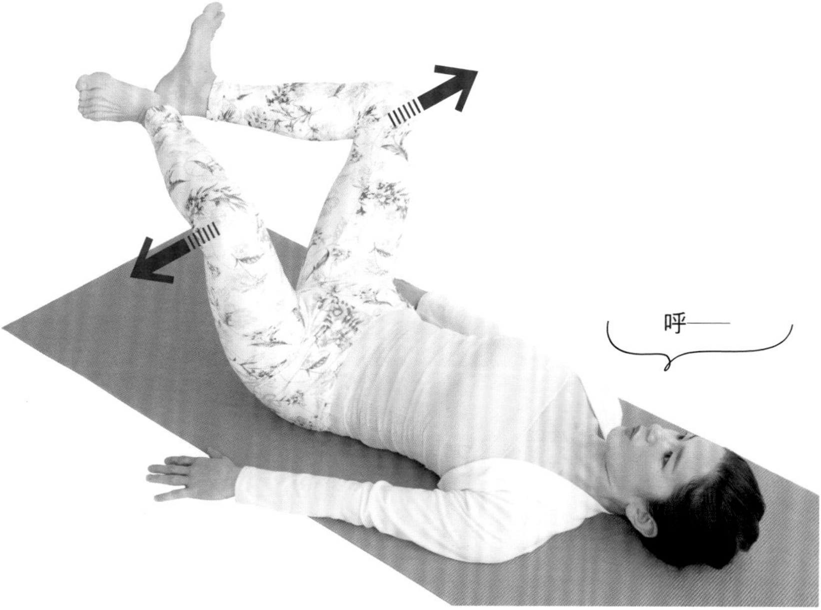

2

吐氣時張開雙腿，讓膝蓋朝外

吐氣時張開雙腿，讓膝蓋朝外，吸氣時把腿併攏。

改善睡眠品質

伸展髖關節與背部，活絡掌管睡眠的神經！

常常失眠的人，通常整個背都很僵硬、脖子沒辦法好好轉動，腰部也很緊繃。掌控睡眠的自律神經會通過背上的脊椎，當肩頸、腰部肌肉僵硬，且脊椎末端的薦骨關節不靈活時，便會使交感神經處於優位，讓人難以入睡。睡前做這組伸展操，可以提高頸部及薦骨周圍的溫度。頸部到骨盆都放鬆以後，自律神經在切換時就會更順利，讓人擁有舒服的睡眠時光。

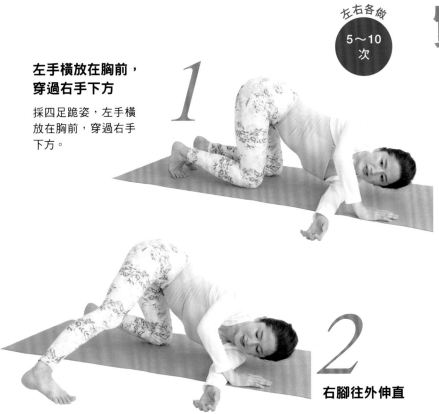

左右各做 5～10次

1

左手橫放在胸前，穿過右手下方

採四足跪姿，左手橫放在胸前，穿過右手下方。

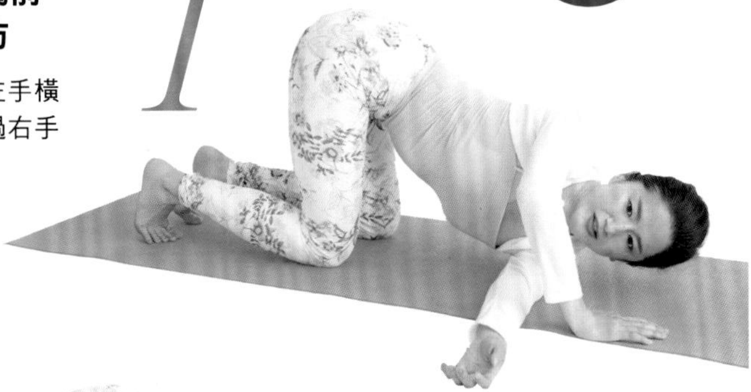

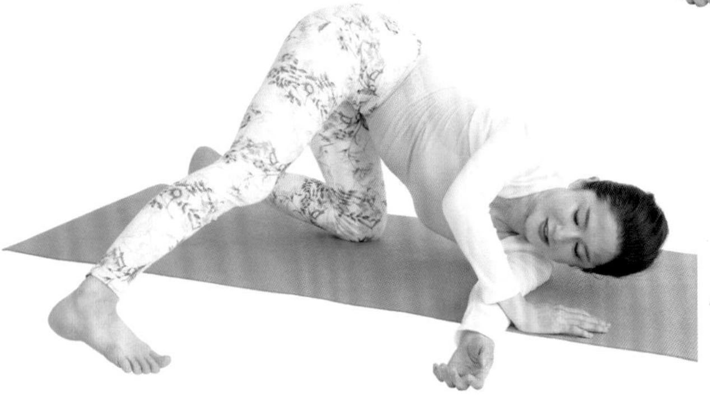

2

右腳往外伸直

3 臉轉向天花板，右手扶腰

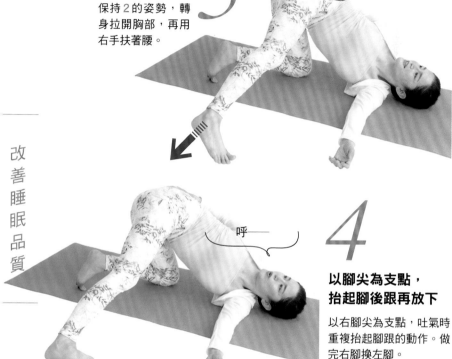

保持2的姿勢，轉身拉開胸部，再用右手扶著腰。

4 以腳尖為支點，抬起腳後跟再放下

以右腳尖為支點，吐氣時重複抬起腳跟的動作。做完右腳換左腳。

POINT

腳尖盡量不離地

腳踝的動作會連動髖關節以及骨盆。伸直腿並盡量讓腳尖貼地，在抬腳跟時髖關節及薦骨才會確實活動，達到放鬆的效果。

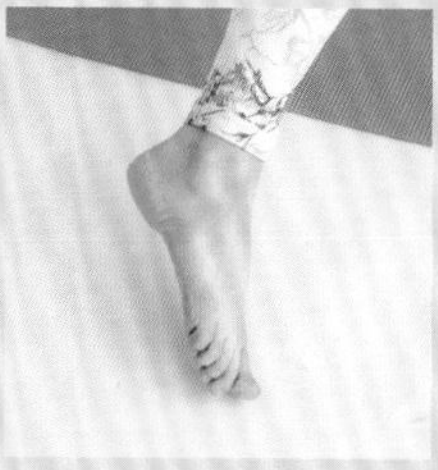

改善疲勞體質

重振下半身荒廢的肌肉！

有時明明沒做很累的事情，卻一下子就覺得精疲力盡……我們都以為這種情況只是因為上了年紀，但真正的原因是我們太少使用身體的肌肉了。一旦髖關節僵硬，就無法順利活動下半身肌肉。全身活動都只靠部分肌肉，便會容易疲勞。所以一定要伸展並好好保養過度使用的肌肉，藉由鍛鍊來喚醒荒廢的肌肉。只要平均使用全身肌肉，身體就不容易覺得累。

5～10次
呼吸

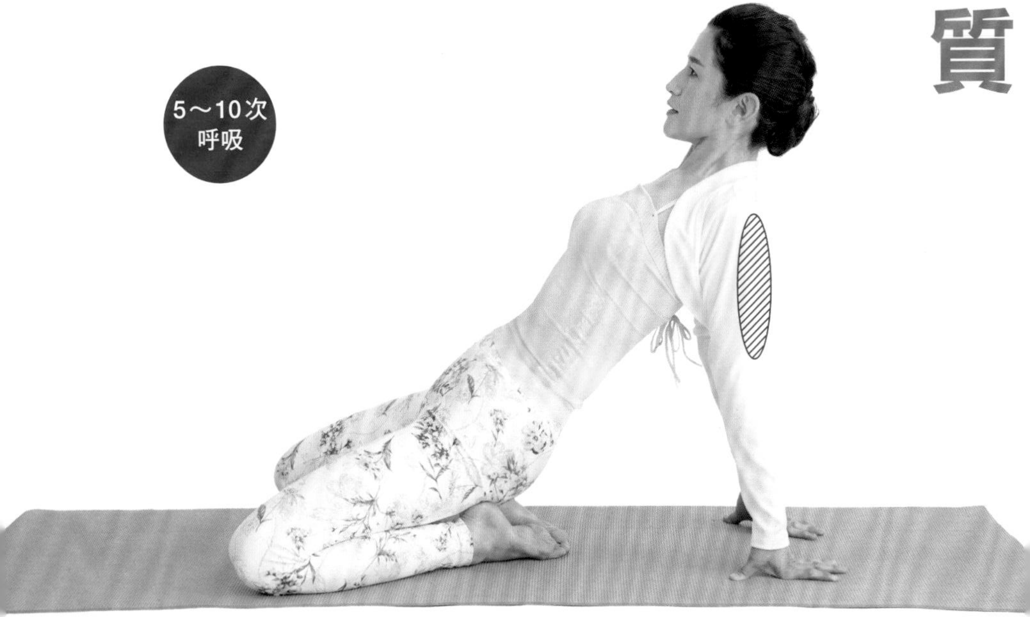

1

採跪坐姿，雙手扶著背後的地板，手放愈遠愈好

採跪坐姿。雙手扶著背後地板，手伸得愈遠愈好，才能讓兩邊的肩胛骨靠近一點。

POINT

覺得困難的人可以把手放近一點

預備姿勢對髖關節僵硬且有圓肩或駝背的人有些難度。若覺得動作有些困難，雙手撐地的位置可靠近身體一點。

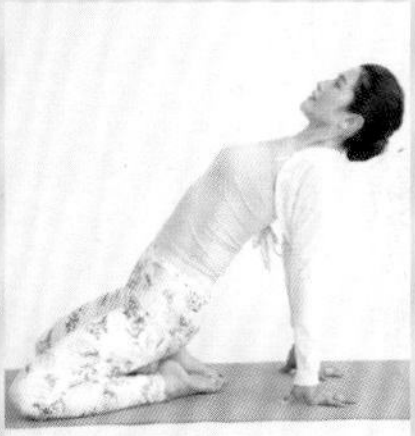

NG

抬臀時不能挺腰

抬臀時不能挺腰。臀部要用力，把臀到腰往上抬起。難以做到的話，可以保持步驟1的姿勢做5～10次呼吸就好。

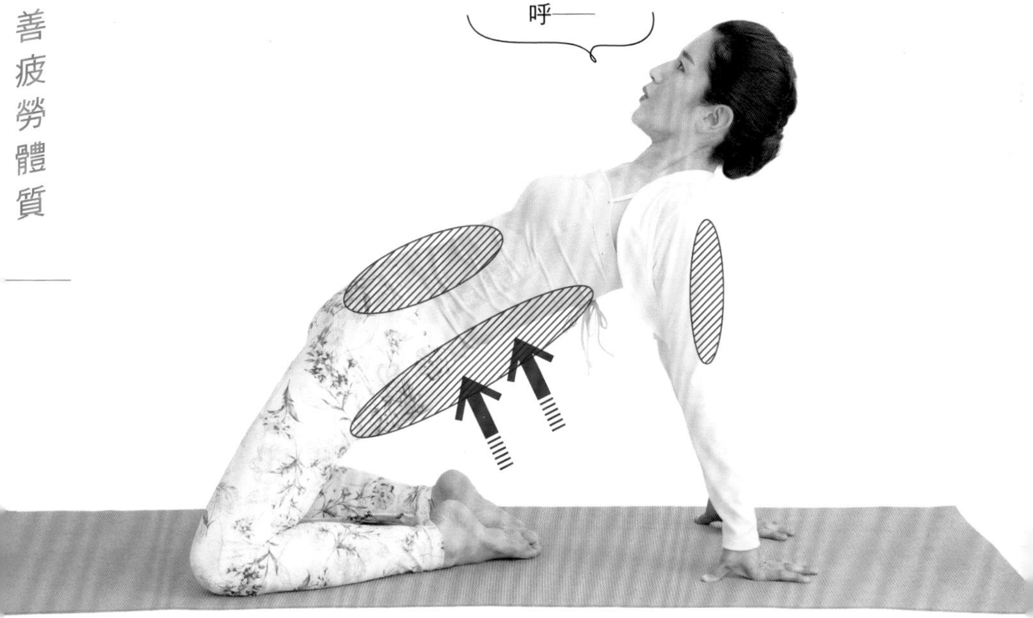

肛門縮緊，
臀部往上抬起

2

用力收緊肛門，吐氣時抬起臀部，再慢慢放下。

穩定情緒

徹底拉伸脊椎，全心專注呼吸！

通過脊椎的神經會影響到我們的心理健康，所以要調整並放鬆脊椎，減少脊椎的負擔。平躺時，用毛巾（3條大浴巾疊起來的厚度）、靠枕或坐墊把腰部往上撐，放鬆背部的肌肉。情緒起伏不定的人都有用腦過度的傾向，所以愈是認真努力的人，就愈需要讓腦袋好好休息。伸展時，請讓腦袋完全放空，全心專注於呼吸。

5～10次
呼吸

毛巾的正確位置在這裡！

請把毛巾墊在薦骨下。臀與腰的交界上方有塊平平的骨頭，此即薦骨。墊起約3條浴巾相疊的高度。

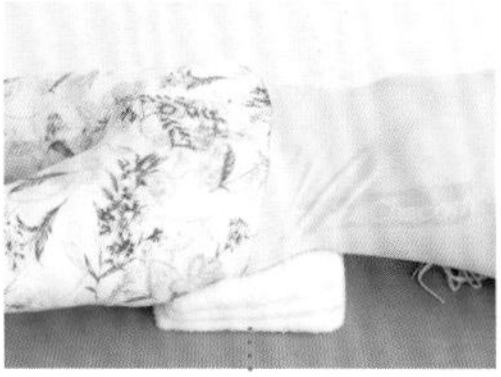

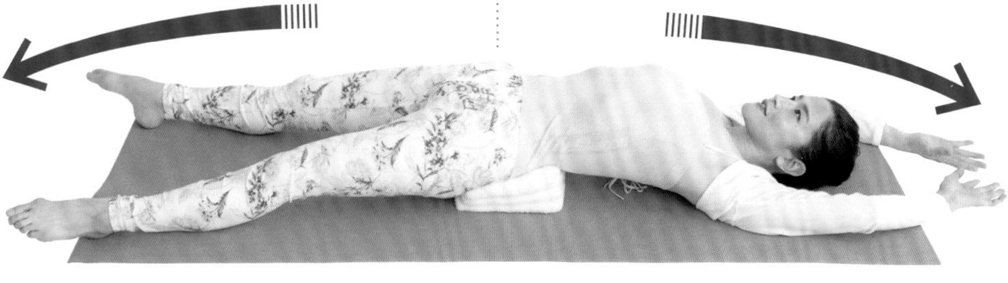

1 仰躺在地，將毛巾墊在腰下

把摺好的毛巾墊在腰下，雙手、雙腳伸直。

POINT

盡量把薦骨墊高一點

請盡量墊高薦骨，讓脊椎徹底拉伸才會有效。用毛巾墊高的效果會比靠枕或坐墊好。這個動作能撐開胸廓，更容易深呼吸。

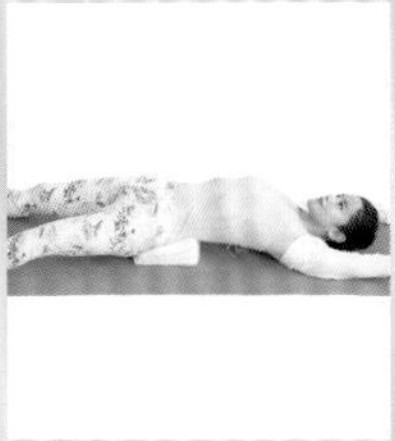

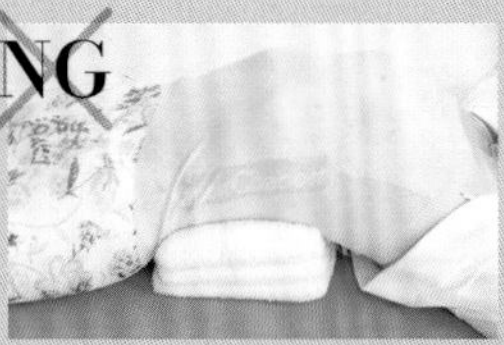

不要把毛巾墊在背下

毛巾放太上面反而會拱腰，造成脊椎的負擔。

2 雙手貼著地面畫大圈

吐氣時雙手慢慢往下划過地面，想像在左右邊畫弧。吸氣時雙手慢慢地往上划過地面。

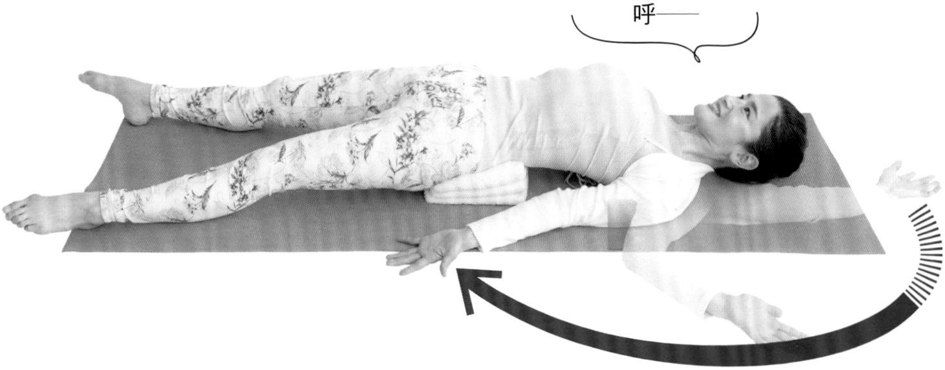

epilogue

的身材

身為一位整體師，「在家也能做整體」是我的鍛鍊理念。我希望透過這樣的理念，讓討厭運動的人、有養生習慣的人、想活用瑣碎時間的人，都能將運動當成是一種充滿樂趣的習慣。

身體是人生的資產。不論年紀增長多少，都能靠自己的雙腳走到想去的地方，其價值是金錢難以衡量的可貴。不想等到生病以後才靠吃藥恢復健康的話，我認為最重要的就是在身體生病前，便靠著自己的努力保持健康狀態。

我們總是在意自己不好的地方，覺得自己很胖、身體狀況很差等等。不過，只要是人都有無限的可能，現在就算沒有自信也不要緊，只要沉得住氣，不論再辛苦也依然堅持做正確的護理保養，我們的身體一定會給予相應的回應。身體的反應最誠實，在我指導的學員當中，有人原本身體狀況糟糕到難以行走，結果後來竟然能夠出門旅行、打高爾夫球；還有一位70多歲的學員，本來因為腰痛進行一場大手術，接受指導後竟能穿上高跟鞋

與髖關節並肩作戰，

保持理想

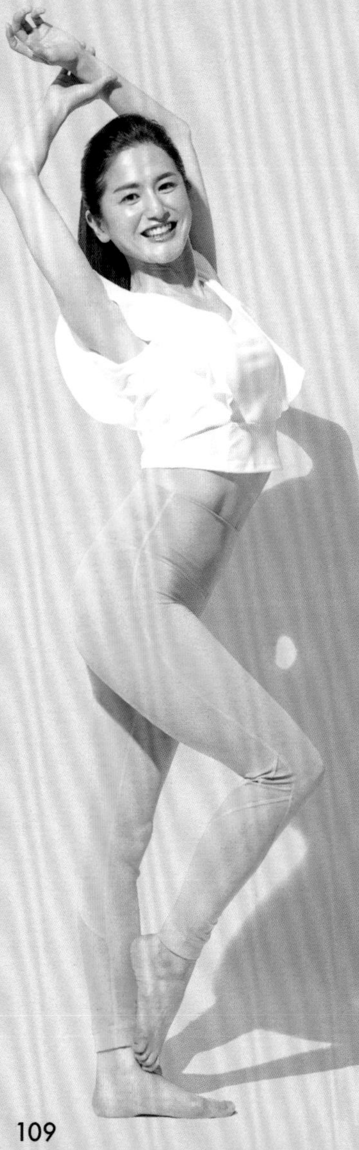

跳交際舞。所以，我希望各位不要放棄，一定要讓自己變得比現在更好、更健康，不論活到多少歲，都能享受快樂的人生。

最重要的是，身為大人的我們有體力、有活力的話，我們的孩子才會覺得未來也有希望。所以，我真心希望有更多的大人都能過著幸福健康的每一天。我會帶著這樣的期許，繼續協助各位打造健康的身體。

髖關節放鬆操是打造健康身體的王道，期許各位都能實踐這本書的內容。只要各位感覺身體舒服一些、覺得身體有所改變，那就是最棒的事。

——骨盆矯正私人教練 Naoko

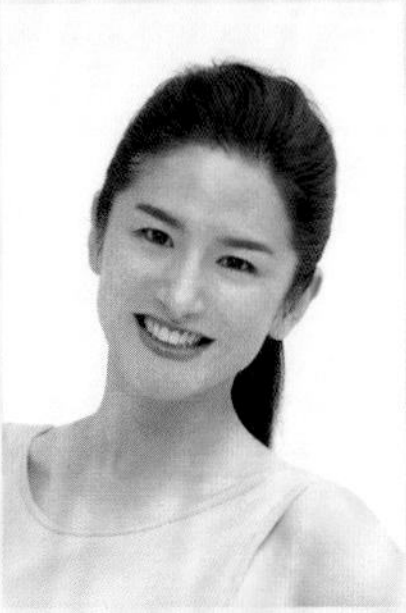

Naoko 骨盆矯正私人教練

整體鍛鍊沙龍「Naoko Bodyworks股份有限公司」代表人。20多歲時因飽受肥胖、肩頸痠疼、腰痛、拇趾外翻等各種困擾所苦，於是開始對美體保養領域漸感興趣。產後真正開始學習美體保養的相關知識，包括：瑜珈、皮拉提斯、解剖學、整體、美容美體的按摩手技等等，並結合各種知識與實際成果開發出獨家美體塑身法，自己也成功減下14公斤，並且擺脫各種身體毛病。養育3名孩子的同時，仍指導1萬2000名以上的女性進行美體塑身及心理健康保健，並且悉心培養人才，以及致力開發企業聯名商品。具有整體、伸展及鍛鍊肌肉效果的「臀肌伸展操」，也在眾多媒體上引起話題。著作於日本銷售突破38萬冊，並登上「林修のレッスン 今でしょ」（朝日電視台）、「スッキリ」等電視節目。

【官網】

【 Instagram 】
@naokobodyworks

STAFF

設計　山口さなえ
妝髮　鈴木 翠
攝影　松木 潤（主婦の友社／スチール）、柴田和宣（主婦の友社／動画）
造型　梶本美代子
插畫　みやこしさとこ
採訪　長島恭子
製作協助　北村朋子、横川未来美（ともにSDM）
編輯　浅見悦子、小川 唯（ともに主婦の友社）

服裝協助　KIT／https://www.kitstore.jp　チャコットお客様相談室（チャコット・バランス）／☎0120-155-653
BEABLOOM／☎03-5436-2400　Lee.che／☎050-5359-2011　LIYOGA／https://www.liyoga.jp

參考文獻　『ケント 脊椎動物の比較解剖学』（緑書房）、『タイプ論』（みすず書房）

躺著練出平坦小腹──髖關節伸展操

出　　版／楓書坊文化出版社
地　　址／新北市板橋區信義路163巷3號10樓
郵政劃撥／19907596 楓書坊文化出版社
網　　址／www.maplebook.com.tw
電　　話／02-2957-6096
傳　　真／02-2957-6435
作　　者／Naoko
翻　　譯／胡毓華
責任編輯／邱凱蓉
內文排版／楊亞容
港澳經銷／泛華發行代理有限公司
定　　價／320元
初版日期／2024年2月

國家圖書館出版品預行編目資料

躺著練出平坦小腹：髖關節伸展操 / Naoko作 ; 胡毓華譯. -- 初版. -- 新北市 : 楓書坊文化出版社, 2024.02　面；　公分

ISBN 978-986-377-939-1（平裝）

1. 減重 2. 塑身 3. 運動健康

411.94　112021668